健康隐患"通"出去

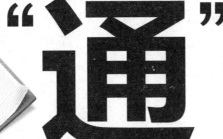

轩丽勇/编著

心情好/血管通/病就少

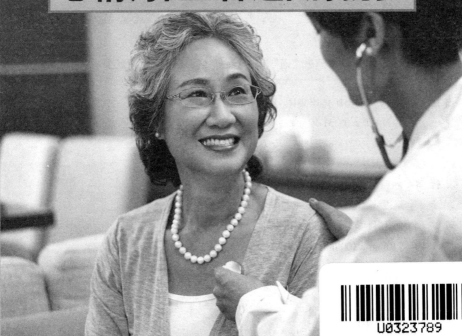

陕西新华出版传媒集团

 陕西科学技术出版社

Shaanxi Science and Technology Press

图书在版编目（CIP）数据

健康隐患"通"出去：心情好、血管通、病就少/轩丽勇编著．—西安：陕西科学技术出版社，2018.1

ISBN 978－7－5369－7114－1

Ⅰ．①健…　Ⅱ．①轩…　Ⅲ．①补气（中医）②补血

Ⅳ．①R243②R254.2

中国版本图书馆 CIP 数据核字（2017）第 278465 号

健康隐患"通"出去：心情好、血管通、病就少

出 版 者	陕西新华出版传媒集团　陕西科学技术出版社
	西安北大街 131 号　邮编　710003
	电话（029）87211894　传真（029）87218236
	http://www.snstp.com
发 行 者	陕西新华出版传媒集团　陕西科学技术出版社
	电话（029）87212206　87260001
印　　刷	香河利华文化发展有限公司
规　　格	710mm×1000mm　16 开本
印　　张	18.5
字　　数	235 千字
版　　次	2018 年 1 月第 1 版
	2018 年 1 月第 1 次印刷
书　　号	ISBN 978－7－5369－7114－1
定　　价	29.80 元

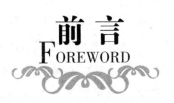

前 言
FOREWORD

很多人都觉得，只有上了年纪的老年人血管才会老化，岂不知，血管斑块从 30 岁之后就会开始开始加速变大了。现代人的生活压力越来越大，运动量越来越少，饮食越来越精细，这就大大增加了心脑血管疾病的发生概率。

有调查结果显示：全球每死亡 3 人中就有 1 人是死于心血管疾病，全年每年由于心脏病和卒中患者死亡的人数高达 1750 万。在我国，每年新发的脑血管意外为 100～150 万例，每年死于心脑血管病者大约为 260 万人，每天 7000 多人，平均每 12 秒就有 1 人由于心脑血管疾病而死亡。由此看来，心脑血管疾病已经成为危害人类健康的"头号杀手"。

高血压、高脂血症、动脉粥样硬化、脑卒中等众多的心脑血管疾病其实都是由血管壁增厚、血管堵塞引起的。只有将血管中的"垃圾"通出去，保持血液循环通畅，身体才可以获得充足的养分和氧气，新陈代谢才能正常进行，身体才能健康。

其实，血管被"堵"是可以预防的，日常生活中，只要有意识地注意一下自身的行为，就可以轻松地改善血管状况。在每天的饮食中，尽量多摄取有利于血管健康的食物，避开会给血管增加负担的食物；还可以按摩身体各处的穴位，进一步促进血液循环；适量运动，保持血管年轻化。

另外，心理因素对于血管的健康状况也是有很大影响的。世界卫生组织对健康做出定义："健康不仅是没有疾病，而且是身体上、心理上和社会上的完好状态。"有研究表明，长时期处在紧张和压力状态下会引发急慢性应激反应，直接损害心血管系统和胃肠系统，造成应激性溃疡和血压升高、心率增快、加速血管硬化进程和心血管事件发生。可见，保持良好的心理状态对于心血管疾病的防治来说至关重要。

本书详细介绍了血管"垃圾成堆"之后可能诱发的疾病，哪些不良习惯会导致血管被"堵"，生活中要避免哪些养生误区，各种有益于血管的食物、食物、茶方等，以及日常生活中有益于血管健康的按摩方法、运动方法、心理疗法等，让你在轻松享受生活的同时达到防病治病的目的。

编　者

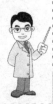

目录
CONTENTS

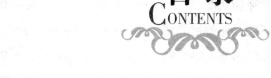

第三章

哪些坏习惯导致血管内堵满了"垃圾"　　/035

第四章

养生不走误区，血管畅通不生病　　/047

第五章
食物中的"清道夫"，疏通血管不在话下 　/059

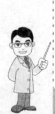

目录

005

CONTENTS

第六章

茶饮偏方伴左右，血管清洁好帮手　　/181

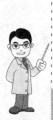

第九章

小运动大健康，养护血管有奇效　　/243

第十章

好心情是良药，笑一笑更健康　　/265

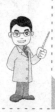

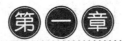

第一章

血管里面"垃圾成堆"，心脑血管病趁虚而入

🍀 血管健康，身体健康才有保证 🐝

我们都知道，医学上常说的脏腑，是对人体五脏六腑的统称。五脏六腑固然与生命息息相关，但事实上，除了五脏六腑以外，血管与生命的关系同样不容小觑。传统中医又称血管为"奇恒之府"，意思是"奇异而永恒的存在"。可见，在很久很久以前，我们的祖先就已经认识到了血管的重要性。

血管对人体健康很重要，关于这一点，没有人会怀疑。但血管的健康也常常被人们忽视了。很多人从来没有想过，血管如果出现问题，就会给我们的健康造成无法弥补的重创。

血液循环中，血液同血管一样重要。黏稠的血液会堵塞血管，而堆满油脂的血管又会让血液停止流动。血管和血液孰轻孰重，犹如争论先有鸡蛋还是先有母鸡一样，难分胜负。

健康的血管应该是富有弹力。但是，很多人的血管却在日益衰老。现代人的血管变得越来越硬，越来越厚。这是由于摄入过度的肉食和速食食品造成的。无处不在、方便购买的汉堡、导致动脉硬化的肉类、引起心脏停搏的炸薯条、引起高血压的过于咸的食物等，都在破坏我们的血管健康。每天过度的劳累和巨大的精神压力，也会时刻让血管处于紧绷的状态。另外，交通工具的发达让我们终日只需面对桌椅。这些都在无形中让我们离健康越来越远。

当你感到胸闷胸痛、心脏不适，或是夜里辗转反侧、难以入眠时，你有没有想过，这些疾病或许都是因为你的血管垃圾在"作祟"？科学研究表明，血管健康与人体健康有千丝万缕的关系。关爱自己的生命，就要先从关爱血管做起。

心血管病已经成为对全人类危害最大的疾病。据世界卫生组织预测，至 2020 年，非传染性疾病将占人类死亡原因的 79%，其中心血管病将占首位。心血管病患病率如此高，但人们又普遍缺乏预防意识。

很多人都有这样的观点：我身体很好而且没有什么症状？殊不知，很多疾病就是在平时不注意，一天天积累中严重起来的……而许许多多的生活方式病，也是与血管健康脱不开干系的。血管健康，健康才有保证；血管健康，长寿才有保证。

比如，在现代城市里，四通八达遍及各个角落的道路是整个城市赖以正常运转的基础。如果有一天，城市的主干道出现了严重事故导致堵塞，车辆无法通行，交通瘫痪，想必整个城市都要乱了套。血管也是如此，它就像人体内阡陌交通的"道路"，一旦一处出现了问题，所波及影响的就是整个人体。或许你觉得自己身上的疾病与血管八竿子打不到一起，实际上它们却是密切相关的。

以高血压为例，当血管硬化、血液黏稠时，血液对血管壁会形成很大的压力，从而导致了高血压的形成。睡眠障碍也是如此，脑部供血不足造成的脑缺氧会导致睡眠障碍。除此之外，许许多多疾病也都是由于血管出现了问题，具体疾病体征才会随之呈现。

更值得警惕的是，由于现代快节奏的生活方式——缺乏合理的膳食与足够的运动，中青年人的血管正在每况愈下。虽然表面看起来依然精力充沛，连感冒都少得，其实身体里的血管已经悄悄老化，慢慢失去弹性，其中最常见的后果就是突发心脑血管疾病。医学研究发现，动脉粥样硬化最早可见于幼儿期，10~20 岁人的发生率可达 13.3%。可以说，几乎所有的人，都有在某种程度的动脉粥样硬化，只不过还没有发展到足以表现出临床症状而已。因此，保养自己的血管刻不容缓。保护动脉就是保护健康，预防心脑血管病，保护动脉要从年轻时开始。

你知道血管中各项物质的"安全指标"吗

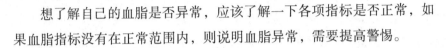

想了解自己的血脂是否异常，应该了解一下各项指标是否正常，如果血脂指标没有在正常范围内，则说明血脂异常，需要提高警惕。

✿ 总胆固醇

总胆固醇是指血清（浆）中游离胆固醇和胆固醇酯的总量。总胆固醇的含量与年龄、性别、饮食等有关。

总胆固醇的正常参考值为 3.5 ~ 6.1 毫摩尔/升。

✿ 甘油三酯

甘油三酯的主要成分是甘油和脂肪酸。血脂是人体内脂类物质转运的主要形式，主要功能是为细胞提供能量。

甘油三酯的正常参考值为 0.56 ~ 1.7 毫摩尔/升。

✿ 低密度脂蛋白胆固醇

低密度脂蛋白胆固醇是判断高脂血症、动脉粥样硬化的重要指标。

低密度脂蛋白胆固醇的水平一旦升高，就有患冠心病的风险了。临床观察发现，冠心病患者血液中，低密度脂蛋白胆固醇的水平高出正常的几倍，甚至更高。控制饮食、少吃动物内脏及高油脂的食物，可以减低血液中低密度脂蛋白胆固醇的含量。

低密度脂蛋白胆固醇的正常参考值为 1.68 ~ 4.53 毫摩尔/升。

✿ 高密度脂蛋白胆固醇

高密度脂蛋白胆固醇是人体的"好"胆固醇，它的水平越高，血脂越正常。

高密度脂蛋白胆固醇的正常参考值为男性 0.78 ~ 1.55 毫摩尔/升；女性 0.85 ~ 2 毫摩尔/升。

血管里面『垃圾成堆』，心脑血管病趁虚而入

血管出了"交通事故"，疾病丛生

在人体内有一个十分庞大、复杂的"交通网"，全长 10 万千米。在这条"道路"上，分秒不停地运输着人体内的各种物质，假如它一中断，人的生命会即刻受到威胁。这个"交通网"就是我们熟知的循环系统，主要包括心脏和动、静脉血管，以及数量众多的毛细血管。一旦血管出现故障，发生事故，就好比道路上发生"交通事故"。血管病也可以称为人体内的"交通事故"。老年人体内的交通事故就是指血管故障，包括脑血管破裂、脑血管阻塞、心绞痛、心肌梗死、肺动脉阻塞、四肢血管阻塞、血栓性脉管炎等。

心脑血管病主要是指冠心病和脑卒中，这两个病加起来，是造成我们国家城市和农村人口死亡第一位的原因。心脑血管疾病像慢性瘟疫一样威胁着人们的生命和健康。心脑血管疾病已成为人类第一大杀手，全球每年死于心脑血管疾病的人数已高达 500 万，居死亡率第一位，占疾病死亡总人数的 1/40。

据《中国心血管病报告》的统计数据，2014 年，我国心血管病（CVD）死亡率仍居疾病死亡构成的首位。农村心血管病死亡率从 2009 年起超过并持续高于城市水平。2014 年农村心血管病死亡率为 295.63/10 万，其中心脏病死亡率为 143.72/10 万，脑血管病死亡率为 151.91/10 万（脑出血 74.51/10 万，脑梗死 45.30/10 万）；城市心血管病死亡率为 261.99/10 万，其中心脏病死亡率为 136.21/10 万，脑血管病死亡率为 125.78/10 万（脑出血 52.25/10 万，脑梗死 41.99/10 万）。

这一系列的数据庞大到让很多人望而生畏，的确，这就是现代人健康状况的真实写照，因心脑血管疾病而死亡的人占这么大的比例，疏通血管的"交通"迫在眉睫。

意识到动脉斑块的危险性了吗

血管内皮有损伤的时候，过多的胆固醇就会沉积在动脉壁上，形成一种医学上可以检测的动脉斑块。脂质沉积越多，斑块的体积越大，会堵塞血管，使血流不畅甚至闭塞，诱发多种疾病，如阻塞心脏血管会发生心绞痛和心肌梗死，阻塞脑血管会导致脑卒中和痴呆，阻塞四肢血管会诱发四肢疼痛，特别是下肢跛行等。

斑块是导致动脉硬化的主要"凶手"，动脉硬化是一种发生在动脉血管中的疾病，包括动脉粥样硬化、动脉中层钙化和小动脉硬化三种类型。其中，动脉粥样硬化最为常见，对健康的危害最大，主要表现是血管管壁增厚、变硬、变脆，管腔变狭窄。

有调查研究显示，大部分冠心病、脑梗死患者的动脉血管内壁上都分布着一片片白色、淡黄色的隆起物，就好像是干结的粥附着在上面，所以这种病变被称作动脉粥样硬化。淡黄色的隆起被称作动脉斑块，这种斑块会逐渐增大，不仅会破坏血管壁上的肌纤维和弹性纤维，降低血管弹性，让血管越来越硬、越来越脆。而且随着斑块逐渐增大，血管腔越来越狭窄，最终诱发动脉硬化。

动脉斑块最喜欢长在血管分支的部位，因为那里的血管内皮承受血流的冲击力比较大，易受损导致血脂沉积，适合斑块的形成和生长。从整个心血管循环系统来看，最易出现斑块的血管首先是冠状动脉和脑动脉，其次就是四肢、肾脏、肠道动脉血管。冠状动脉是心脏血液供应的主要通道，脑动脉是脑部血液供应的主要通道，两个地方一旦出现斑块，就会影响到血液的正常流动，最终威胁到心脑健康。

斑块从早期病变、形成、变大，直到最后崩溃堵塞血管是个漫长的过程，很多中老年人都是在斑块增大到一定程度，严重阻碍血液流动，出现头晕、头痛的时候才去医院就诊。其实此时斑块已经在血管中存在很久了。有研究表明，很多人的血管从青年甚至儿童时代就已经出现斑块早期病变了，因此并不是说血管在年轻时一点事没有，等到年龄大的时候才会突然发生病变，事实上，各个年龄段的人都可能出现斑块，只是50岁之后病情发展得更迅速，症状也会更明显，很多学者认为，对斑块的高危因素预防要从儿童期开始。

良好的生活习惯有助于改变动脉斑块，平时应当注意避免吃过多的动物性脂肪和胆固醇比较高的食物，如肥肉，动物的肝、脑、肾、肺等内脏，蛋黄、蟹黄、可可油、奶油等，可以适当吃些低胆固醇、低动物性脂肪的食物，如鱼肉、鸡肉、豆制品等，还可以多吃些坚果类、芝麻油、橄榄油、粗粮、薯类、新鲜果蔬等。另外，吸烟、喝酒也是导致动脉斑块形成的诱因之一，所以一定要戒烟戒酒。

🍀 血脂正常的冠心病患者也要降脂 🐝

经常有冠心病患者有这样的疑惑：为什么我的血脂不高，医生还要开降脂药呢？冠心病的基本病变是动脉粥样硬化，冠脉内有斑块形成，导致管腔狭窄，它的形成因素和血液里脂质密度的增高有密切关系。

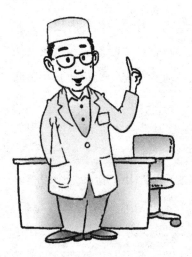

随着人们生活水平的提高，饮食过于油腻，越来越多的人开始和高血脂打交道。但是，血脂指标正常的冠心病患者是否需要用降脂药治疗一直受人们的质疑。其实，血液里面的血脂水平和局部动脉粥样硬化斑块对血管的阻塞程度、斑块的稳定性并不成正比。意思就是说，哪怕血液检查血脂正常，也不代表局部血管无斑块生成。所以，只要是冠心病、心肌梗死、脑卒中等高危人群，医生就会给患者开出血管彩超检查，常用的就是颈部动脉彩超，初步筛查是否有动脉粥样硬化斑块形成，而且会建议患者服用他汀类药物，减少心血管事件的发生概率。

现代医学表明，心血管意外发生的决定因素是血管中的动脉硬化斑块的稳定性，"他汀类调脂药"不仅可以有效抑制胆固醇的合成，而且能防治动脉粥样硬化、延缓斑块进展，进而降低心脑血管意外的发生率。大量临床研究表明，心脑血管患者要长期服用此类药来降低远期发病率。因此，冠心病患者即使血脂正常也要定期检测不良反应，进而调整剂量或药物。每个患者都有其相应的治疗方案，应该严遵医嘱，根据自己的病情用药。

糖尿病患者也需要调节血脂，很多糖尿病患者看了自己的血液化验单之后就会觉得自己的血脂水平正常。但事实上，某个血脂水平对正常人而言虽然正常，但是对于糖尿病患者而言却可能是不正常的。高血糖状态下的血脂紊乱更危险，和健康人群同样的血脂都可能诱发动脉粥样硬化。因此，糖尿病患者的血脂水平不能和一般化验单上的"正常值"相比，而是要控制得更严格，这样才可以避免心脑血管疾病的发生。

有临床试验表明，糖尿病患者将血脂降到达标水平，心脑血管病的发病率可降低 50% 以上。英国研究人员发现，不管胆固醇水平高低，糖尿病患者用 10 毫克阿托伐他汀来降低低密度脂蛋白胆固醇，可以明显预防心脏病与脑卒中的发作。

糖尿病患者、高血压患者、60 岁以上的老年人、绝经后的妇女、吸烟者等都是心脏病的高危人群。为了预防心脏病，这些人要将低密度脂蛋白胆固醇水平控制在较低水平（<2.5 毫摩尔/升），总胆固醇降到 4.5 毫摩尔/升，进而减少血脂在动脉血管壁上的沉积。还需要注意的是，这类人群平均每半年就要检查一次。

有调查结果表明，糖尿病患者降低胆固醇治疗对健康的益处更大。

血管里面『垃圾成堆』，心脑血管病趁虚而入

当控制饮食和其他非药物手段不能将低密度脂蛋白胆固醇降至 2.5 毫摩尔/升时，可以遵医嘱服用他汀类药物辅助降低胆固醇水平。

🍀 心脑血管病的早期危险信号 🐝

近年来，随着人口的老龄化、生活水平的提高，一些心脑血管疾病，如高血脂、高血压、糖尿病、动脉粥样硬化等心脑血管疾病随之而来。而老年人是这些病的高发人群，如果能早发现、早干预、早治疗，一般都能控制得很好。可是让人担忧的是，心脑血管疾病本身起病时并无明显症状，而发作时也常常"表里不一"，导致很多人因为没能及时治疗而诱发严重后果，甚至危及生命安全。

❋ 耳垂皱褶

民间有"耳垂大，福气大"的说法。但国内外学者发现，患冠心病的中老年人，耳垂上几乎都有一条皱褶。冠状动脉病变会出现微循环障碍，血液循环末端的耳垂易受缺血的影响，产生局部收缩，导致皱褶出现。中老年人如果发现耳垂处有一条条连贯的、有明显皱褶的纹路，应警惕患冠心病的可能性。

❋ 下牙痛

牙痛不是病，痛起来真要命。问题如果单纯是牙的毛病还不是大问题，总有不痛的时候。有时候下牙痛用镇痛药无效，一做全面检查，才发现患有冠心病，服用相关药物后下牙痛消失。所以，牙痛时要警惕下牙痛或下颌疼痛，它们往往是冠心病发作的奇特信号。50 岁左右的人，尤其是男性，如患有服用镇痛药而不能缓解的下牙痛，口腔科检查无异常者，就要考虑是否是冠心病在作祟。

❋ 阳痿

最近有专家研究发现，阳痿可能是心脏病的早期信号之一。中老年心脏病患者中发生率比健康人高，其中完全阳痿发生率就达 21%。如

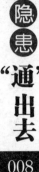

偶发阳痿，就要到医院检查心脏功能。

✱ 角膜老年环

一些老年人的眼球角膜（黑眼珠）靠近巩膜（白眼珠）的边缘部分有一圈灰白色或白色的浑浊环，宽 1～2 毫米，医学上称之为角膜老年环。研究发现，老年环的有无及其程度轻重往往和动脉硬化的程度有一定关系，出现老年环的人，几乎都有程度不同的动脉硬化症。所以，老年人要经常观察自己是否已有老年环，不要以为它不影响视力而掉以轻心。

✱ 外耳道长毛

英国医学家发现，冠心病男性患者约 3/4 外耳道带毛（女性少见）。国外的统计资料显示，外耳道长毛，对预测男性冠心病有明显的准确率。

✱ 眼睑黄色瘤

很多中老年人，眼睑上若隐若现冒出数个米粒大小圆形或椭圆形、扁平隆起、质软的淡黄色疣状物，这在医学上称为黄色瘤。黄色瘤的出现释放出一种信号：血中胆固醇含量超标了。血中胆固醇过多不但会沉积在皮肤上，更重要的是会黏附到动脉血管内膜上，造成动脉粥样硬化。黄色瘤一般以家族性胆固醇过高症患者为多见，其中又以中年肥胖妇女最为多见。这种黄色瘤起初如米粒大，稍高出皮肤，发展比较缓慢，当它发展到一定程度时，会布满整个眼睑。

❀ 心脑血管疾病的四个危险时期 🐝

医学科学家研究发现，在人的生命中有四个危险时段，这四个时段对于人体健康而言至关重要，要引起大家重视，以做好预防工作。

✱ 黎明

一天之中，最危险的时刻就是黎明。研究表明，人在黎明时分，血

血管里面『垃圾成堆』，心脑血管病趁虚而入

压和体温会下降，血液流动缓慢，血液较浓稠，肌肉松弛，易发生缺血性脑中风。有调查结果调查显示，凌晨的死亡人数占全天死亡人数的60%。

❋ 月中

一个月里对生命最有威胁的就是农历月中，这和天文气象有关。我们都知道，月亮具有吸引力，它可以像引起海水潮汐一样，作用在人体的体液。每当月中明月高挂之时，人体内血液压力可变低，血管内外的压力差、压强差特别大，这时容易引起心脑血管意外。

❋ 年末

对生命而言，一年中最危险的月份要数12月。调查表明，该月份死亡人数居全年各月之首，占死亡总数的10.4%。据分析，这和气候寒冷、环境萧瑟有很大关系。人到岁末年关，精神紧张，情绪波动，从而出现抵抗力差、新陈代谢低等现象。此时，一些慢性病常常会加重，或病情变化大。

❋ 中年

人的一生，中年是最危险的年龄阶段。人到中年，生理状况开始变化，会出现内分泌失调，免疫力降低，家庭、工作、经济、人际关系等压力增大，种种负担导致中年人心力交瘁，疲惫不堪。中年人可以从以下几方面看自己的健康状况。

一看饮食。中年健康注意经常关注自己的饮食状况，食欲是身体健康的"晴雨表"。当您的食欲突减、食量下降时，一定要请医生查清原因。当然，食欲陡然亢进也是异常表现。二看体重。体重迅速增加或急剧下降，都对健康不利。所以，将体重控制在一定范围内尤为重要。三看睡眠。每个人都有自己的生物钟，如果长时间改变生活节奏，就会改变内分泌，引起神经紊乱，导致睡眠障碍。四看颜色。即大、小便的颜色，不同质量的饮食，排出的粪便也会呈不同颜色。若便中混杂血液或黏液，说明胃肠道出了毛病；若大便呈沥青般黑黏稠状，说明消化道出

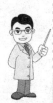

血；大便若呈白色，可能是患了胆道疾病。五看脾气。自己是否经常无端地发脾气，若是，则可能由疾病所致。一般来说，高血压、胃病、肝炎等都会引起烦躁不安，使人容易动辄发脾气。

🍀 眼睛视物模糊，当心血管出问题 🐝

很多人都有过这样的体会，突然在某段时间内经常出现头晕、发热、食欲不振、乏力等不适。一开始以为是工作太紧张、太辛苦导致的，所以没放在心上，等到症状日渐加重后，还会出现双眼视物模糊，特别是站立的时候，双眼几乎看不清东西。到医院一看，却是眼底血管发生了病变，脉搏摸不清，双上肢的血压量不出来，最终确诊为多发性大动脉炎，随即被收入血管外科病房。

眼睛不好怎么会和动脉炎扯上了关系？多发性大动脉炎又是一种什么病呢？多发性大动脉炎于1908年首先由日本眼科医生高安发现，过去曾称之为高安病。该病是一种原因不明的全身主要动脉的非特异性、无菌性炎性疾病，属于自身免疫性疾病。动脉炎若持续进展，最终可导致病变动脉出现狭窄甚至闭塞，造成病变动脉血区域的组织缺血。根据病变所涉及的动脉，大动脉炎可分为头臂动脉型、内脏动脉型、胸腹主动脉型、肺动脉型、冠状动脉型以及混合类型。

多发性大动脉炎多见于年轻女性，发病年龄多在20~40岁。起病时，患者多有发热、食欲不振、周身不适、体重减轻、夜汗、关节痛、胸痛和乏力等症状，但少数病例可无任何症状。到疾病后期，因动脉血管狭窄或堵塞，特异性症状就出现了：有些患者会出现突然晕倒、眼前发黑、头昏、眩晕等眼部和脑部供血不足的表现；有些患者会有手臂酸软无力、麻木，一侧上肢或双上肢血压低或测不到血压，脉搏消失等上肢供血不足的表现；有些患者会出现腹胀、消化不良、腹部隐痛等胃肠道供血不足的表现；有些患者会出现心悸、气急、肝脾肿大、全身水肿等右心衰竭的表现；还有些患者会出现因肾脏供血不足导致的高血压甚至顽固性高血压的表现等。

由此可见，多发性大动脉炎是一种全身性疾病。由于大众乃至许多临床医生对其知之甚少，故很容易把多发性大动脉炎的某些表现误认为是一种局部疾病，没有给予正确、及时的治疗，最终造成重要脏器功能丧失。

眼睛的血液供应会对视觉质量产生很大影响。当血糖水平增高时，葡萄糖造成晶体"变胖"，屈光度改变，人就会近视，视物模糊。中老年朋友则可全面检查下血压、血脂、血液黏滞度等指标。如果发现自己一天内频繁地看东西，时而清楚、时而模糊，那么一定别忘了关注您的血管是否健康。当出现上述"供血不足"导致的非特异症状，如头晕、视物模糊、脉搏消失等时，应警惕是否得了多发性大动脉炎。患者应尽早去大医院，特别是有血管外科的医院就诊，以便明确诊断，接受正确治疗。

🍀 出现这些症状，就要提高警惕了 🐝

血管疾病的发病初期一般是很难被发现的。但是这个看似无关紧要的问题，却对人体有着致命打击。如果血管问题已经发展到无法治疗的程度，恐怕再做什么都来不及了。可以根据以下提示来确认自己的血管健康状况。

❋ 抬高左手至心脏高度来观察手指颜色

如果是鲜明的红色，说明是正常状态。如果是带有发青的暗颜色或暗红色，说明静脉压偏高，毛细血管衰退或人体处于缺氧的状态。相比手指和脚趾苍白或发凉，呈暗颜色的情况更不好。

动脉硬化患者或伯格氏病的患者在发病初期，末梢动脉和静脉血管堵塞后，最先出现的症状是感到冰凉和皮肤颜色的变化。末梢血管变狭

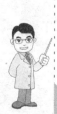

窄后，血液循环就会不畅通，所以皮肤就会变成暗红色。通过动脉流到末梢的血液本应该通过毛细血管，改变方向流向静脉，可是血液循环不畅通，所以才会出现这种情况。

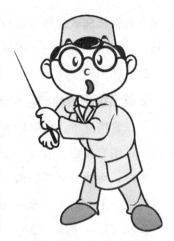

发病初期，除了皮肤颜色的变化，还会出现微弱的感知障碍。如果手指或脚趾发麻并且发青，说明情况已经很严重了。由血管或血液循环问题引起的发麻症状，可以通过按摩和甩手等活动解决。因为这些动作就是促进血液循环的方法。如果是由神经问题引起的麻木症状就不会消除。这种情况应该考虑是否患有由颈椎病、腕骨神经综合征、糖尿病等引起的末梢神经病变。

❋ 观察舌下静脉

舌下静脉是我们人体中最能够清楚地观察静脉的部位，可以敏锐地反映身体状况和血液循环。如果静脉像蚯蚓一样凸起，或颜色发暗，或周围的血管像树根一样密布，说明可能会得心脏病或中风，也有可能得下肢静脉瘤。舌下静脉有两个针灸的穴位，叫"金津玉液"。金津在舌根的左边（以自己为基准），玉液在右边。顾名思义，这两个穴位像金银财宝一样珍贵，是治疗津液或水液代谢的重要穴位。同时也是治疗血液循环的重要穴位，所以通过针灸或放血能够达到治疗效果。比如，能够暂时稳定血压，促进血液循环，醒脑开窍。

❋ 透过皮肤观察静脉血管

如果能看到很多的静脉，说明这是不好的信号。先天性皮肤薄或血液循环不畅通，就能看到蓝色的静脉凸起。便于观察静脉的部位是手掌，拇指下方比较厚的部位叫鱼际。如果这个部位的静脉明显，说明肺功能比较弱，免疫力差，容易感冒。

另外，慢性偏头痛或高血压患者太阳穴部位的静脉比较明显。如果患有慢性腰痛或泌尿生殖系统疾病，腘窝处的静脉曲张就会更明显。而且，皮肤某一处的静脉明显，说明相关部位的经络循环不顺畅，相关部位的脏腑出现了问题。

❋ 根据拔罐后的颜色判断是否有疾病

正常情况下，拔罐后皮肤会有鲜红的印记，如果拔罐后皮肤颜色暗红，说明有炎症，或血液循环不畅通。皮肤的毛细血管分布稀少，或身体寒冷，血液循环不畅通时，即使拔罐了，皮肤也不会有明显的印记。这种情况下，因为皮肤干燥，所以罐子不容易附在皮肤上。在脊椎两边，同时拔几个罐，也会出现不同颜色的印记。这时候通过观察与脏腑相关联的穴位的拔罐印记，能够判断脏腑的健康状况。另外，毛细血管不健康，皮肤也不会出现鲜红的印记。

血管健康和年龄之间的关系

有研究表明，相同年龄的人如果血管年轻，其机体也年轻。反之，如果血管提前老化，即使是年轻人，其发生心血管意外的几率也会提高。如果平时的生活没有规律，经常吸烟酗酒，不运动，工作压力大等，那么血管老化的速度就会更快。

随着时间的推移，很多危险因素对血管内壁的不利影响会慢慢伤害血管内膜，进而诱发血管壁炎症反应。由于内皮功能受损，胆固醇等脂肪物质沉积在动脉壁内，在炎症因子作用下，逐渐形成动脉斑块，使血管腔变狭窄，血流减少，导致血管供应的器官缺血、缺氧，发生心肌梗死或脑卒中等心脑血管意外风险的几率也越来越高。

血管并不是静止不变的，而是随着人体生长逐渐变化的，必然会随着年龄的增长而老化。少年阶段的血管是最年轻的，血管口径最大，管壁柔软，弹性好，所以输送血液的能力最强，器官和组织通常不会发生缺血缺氧问题，儿童、青少年很少患冠心病或脑梗死的原因就在此。

随着生理年龄的增长，血管也在变老，胆固醇、三酰甘油等成分在血管壁上越积越多，血管壁柔韧性降低，血管硬化，血液流动受阻，最终就会由于缺血而引起心脑血管疾病。这是刺激胃中老年后易患冠心病、脑卒中等心脑血管病的原因。

通常来说，人的血管年龄受生理年龄制约，即人体血管一般也年轻，年迈血管大多老化，但不会完全老化，生活方式对其的影响是非常大的。有研究资料显示，科学的生活方式能延缓血管衰老，反之，不健康的生活方式也会加速血管老化。可见，科学的生活方式对于血管的年轻化是大有帮助的，平时应当规律自己的生活。

人过四十，要定期检查血脂水平

人过四十之后，身体的各项机能都会退化，每年最少定期检查 1 次血脂。高血脂就像一个无形的杀手，你很难真实感觉到它的危害有多大。高血脂的发病缓慢，具有一定的隐匿性，平时并没有什么明显症状，所以很多人都不放在心上。可一旦高血脂导致了器官损伤，就会诱发一系列的不适症，如头晕目眩、头痛、胸闷、气短、心慌、胸痛、乏力、口角㖞斜、肢体麻木等，最终诱发冠心病、中风等严重疾病，甚至威胁到生命安全。所以，专家建议 40 岁以上的中老年

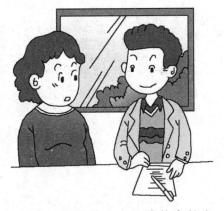

人每年必须定期检查 1~2 次血脂，特别是已经被检查出血脂偏高的患者，40 岁以下无任何其他疾病症状，每 2 年要做 1 次血脂检查，做到及早发现问题，及时进行干预和治疗。

比如，有高血脂家族史者，长期高糖饮食者、肥胖者，存在高血压

糖尿病症状者，皮肤长黄色瘤者，已经患上了冠心病、中风者，绝经期女性，患有肾脏疾病者，长期吸烟、酗酒者，生活没有规律、情绪易激动、精神处于紧张状态者，长期久坐者，都要及早、定期做血脂检查。高危人群与高血脂患者要严遵医嘱，定期检查血脂水平，有助于了解治疗效果，同时有针对性地作出调整。

很多人觉得体检很麻烦，不想去体检，其实血脂检测很方便，一般各级医院都可以检测出来。空腹条件下直接测总胆固醇水平、甘油三酯水平、高密度脂蛋白胆固醇水平、低密度脂蛋白胆固醇水平。

血脂的检查必须在饭后 12～14 小时内空腹检测，否则会严重影响测试结果。可能有的人只是吃了一个鸡蛋或是喝了一碗粥，同样会影响到血脂检测。进食了脂类食物后，血液中就会出现乳糜微粒（主要是外源性甘油三酯），这个时候甘油三酯水平明显上升，特别是餐后 2 小时，甘油三酯水平达到高峰值，这个时候抽血检测甘油三酯，其水平是空腹时的数倍甚至十几倍，这种一过性升高属于正常生理现象，不属于血脂异常，这种高血脂现象会维持 6～8 小时，至 12 小时或以上就会逐渐恢复至原来的水平。

虽然进食糖类食品对血脂的影响没有进食脂类那么明显，但仍然会引起脂质和脂蛋白含量的变化，最终导致血脂检测不准。想让血脂检测准确无误，必须在空腹 12 小时以上进行抽血检查。

第二章

这些疾病的发生，都是因为血管被"堵"了

🍀 中风——"垃圾"堵哪哪受伤 🐝

生活中，经常会有人把脑卒中说成脑卒"症"，它是一种症状，被称之为脑卒"中"。医学上将与脑血管相关的疾病统称为中风。其中，管堵塞的疾病叫脑梗死。脑出血和脑梗死的情况有些不同。人在生气或吵架时，血压容易上升，引起血管破裂，出现死亡，这是由脑出血造成的。与之相反，睡眠中或安静地休息时，脑血管垃圾堵塞血管，可能会引起脑梗死。

中风的三大诱因分别是高血压、糖尿病和高血脂。如果患者经常吸烟，无异于雪上加霜。这三种疾病引起中风的原因和引起心脏病、诱发停搏，导致死亡的情况相同。其实，脑血管堵塞的原因并不是在大脑，血液流向脑血管以前就已经遇到了动脉硬化的血管。动脉硬化是血管壁堆积垃圾、血管变狭窄的情况。血管中的垃圾大部分是胆固醇块，这些胆固醇从血管壁脱落之后，在血液内流动，堆积在一起就会堵塞脑血管，最终诱发脑梗死。如果这些胆固醇块堵住了心脏供血的冠状动脉，就会诱发心绞痛或心肌梗死。如果是四肢血管出现动脉硬化，四肢就可能麻木、溃烂；如果是脖子处的血管出现动脉硬化，脑梗死的危险性就会大大提升。如果大脑中出现了小气泡般的畸形血管，这种血管就如同定时炸弹，一旦发生破裂时就会非常危险。

四肢麻木是中风最早的征兆，比如，吃饭的手突然抓不住手里的

筷子或者和别人争吵后大脑后侧疼痛，身体倾斜倒地。身体麻痹的症状是大脑的相反一侧血管出现问题诱发的。大脑左侧的脑血管有问题，身体右侧的肢体就会出现麻痹症状，因为，大脑的神经是在后脑部位交叉后延伸到身体里的。所以，后脑中风的话，两侧肢体都会出现麻痹。

有时候，出现麻痹症状的同时还会出现感觉障碍。有的人中风以后不能说话，这是在右侧肢体出现麻痹时才会出现的症状。因为惯用右手的人语言中枢神经在左侧大脑里（惯用左手的人群的2/3的语言中枢神经也在左侧）。所以，左侧大脑的血管出现问题，身体右侧的肢体就会出现麻痹或语言障碍。有时，根据大脑中有问题的血管位置，对应的相关部位会出现功能障碍。比如，有的人不能写字或读书。

其实，中风的最早征兆不全是麻痹，有的是一侧的视力出现问题或看物体时有重影。通常后脑部位中风的时候会出现这种症状。症状部位和大脑出现问题的血管部位是左右相反的。中风还有可能引起痴呆，中风复发多次的话，因为整个大脑血管出现了问题，所以就会引发血管性痴呆，导致智力下降，大小便不能自理，时而哭时而笑等情绪起伏激烈。家庭中哪怕只有一名中风患者，全家人所受的痛苦可能无法形容。

一侧的肢体出现麻痹的时候，大家会认为得了中风。但是，即使没有肢体麻痹，只有头痛、头晕的症状也有可能得了中风。血压升高或脑出血的时候，最先出现的症状可能是头痛。这时候的头痛是由蛛网膜下腔出血引起的。小脑部位中风的时候可能出现头晕的症状，有的人还会出现身体平衡失调的现象。平时经常头痛，也许不是中风。但是如果突然出现头痛，就应该到医院检查。有时头晕目眩，想要呕吐，把头靠在某处感觉会好些。这种情况可能是中耳炎等耳朵方面的疾病引起的。

心脏停搏——当心"垃圾"堵停了心脏

血管负责给心脏提供氧气和营养，若心脏的血管堵塞，就会诱发猝死。每年因为心脏停搏而死亡的人占很大一部分。

冠状动脉堵塞是冠状动脉内出现动脉硬化，诱发心绞痛和心肌梗死的疾病。心脏就像水泵一样，关系着人体的血液循环。出现心肌梗死或心脏停搏，心脏就会停止跳动。出现动脉硬化的血管内堆积了很多胆固醇、脂肪、钙等物质，而且血管即使堵塞70％都不会出现特别症状。

心脏稍微有些堵塞，旁边就会开辟心血管，防止肌肉坏死。不过这种补偿并不是无限制的，达到某种程度之后就会停止。再次出现类似的问题时会更加严重。一旦冠状动脉堵塞，很容易诱发心肌梗死或心脏停搏，心脏肌肉就会停止跳动。但是由于出现了心血管，有问题的冠状动脉会被暂时忽视，带来的后果会更加严重。因此，即使没有什么明显的症状也要提高警惕。

有人经常出现这种症状，有时候觉得胸闷，但是过一会儿又没事了，所以也就不放在心上，其实这种症状很可能是心绞痛。当然，也不排除有其他疾病的可能，比如精神压力大、上火会引起胸闷；食道炎发作会感到胸闷、胸口痛；患哮喘病会感到呼吸困难、胸闷。心绞痛和这些疾病不同的地方就是，它是一段时间内冠状动脉变狭窄，血液循环不畅导致的。等到血液循环畅通后，这些症状就会消失。

心绞痛又名狭心症，"狭"即"狭窄而憋闷"的意思，如果变狭窄的血管没能得到缓解，心脏肌肉就会坏死，诱发心肌梗死。所以，出现心脏停搏，心脏停止跳动，无法给大脑供应血液，最终导致死亡。不过心绞痛是不会发生心脏肌肉坏死的。但心绞痛迟早会诱发心肌梗死，因此应进行合理的预防管理。

心绞痛而致的疼痛会由于饮食、姿势、特别动作而发作或消失，如果出现胸口如同被重物压着般的疼痛或压痛感，而且这种感觉持续 30 分钟以上，不是心绞痛就是心肌梗死。心绞痛疼痛会持续 1～3 分钟，而且会反复发作。并且心窝感到发闷，如同积食一般，这种感觉还会延伸至下颚、脖子、左臂。

冠状动脉堵塞的原因和诱发中风的原因基本相同，冠状动脉不是血管破裂所致，因此和动脉硬化发病的原因相同。所以，让血液浓稠的高血脂或糖尿病是心脏停搏的主要病因。此外，吸烟会使血管收缩，也是心脏停搏的诱因之一。

生活中，有一类职场工作者，他们每天忙碌于工作，用尽心力，很容易患耗竭综合征，即我们平时所说的疲劳综合征。这种人的主要症状就是感觉好像用尽了自己的力量，浑身无力。他们经常会突然感到空虚，对生活感到倦怠，产生失落感，最终出现了忧郁的情绪。还有就是产后抑郁症的女性，甚至常常产生轻生的念头。如果身体状况不好，则可能出现心脏停搏等疾病。解决耗竭综合征，不但可以让患者从体力方面得到解放，而且能让患者产生幸福感，对未来充满信心。

心脏和生命安全息息相关，所以心脏出现任何的轻微症状都必须提高警惕。平时要保持血管的健康，如果已经患了高脂血、糖尿病等症，更要注意饮食习惯。红绿色蔬菜是保持血管健康的最佳蔬菜；ω-3 脂肪酸能扩张血管、抗血栓形成，富含 ω-3 脂肪酸的食物有沙丁鱼、鲟鱼、湖鳟鱼、金枪鱼、亚麻子油、菜籽油等，心脑血管疾病患者平时可适当增加食用量。

🍀 高血压——心脑血管的"无声杀手" 🐝

在我们的周围，很多中老年人都被高血压病困扰着，长年喝降压药片相伴而行，高血压病是引起脑血管病、心血管病的重要危险因素，被

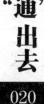

人们称之为"无声的杀手"。高血压患者早期可能没有症状或症状不明显，经常出现头晕、头痛、颈项板紧、疲劳、心悸等症状。仅在劳累、精神紧张、情绪波动后血压升高，经过一段时间的休息之后逐渐恢复正常。随着病程的延长，血压会明显持续升高，逐渐出现各种症状。这个时候被称作缓进型高血压病。缓进型高血压病常见的临床症状是：头痛、头晕、注意力不集中、记忆力下降、肢体麻木、夜尿增多、心悸、胸闷、乏力等。

高血压的症状和血压水平有一定的关系，多数症状会在紧张或劳累后加重，清晨活动后血压会迅速上升，出现清晨高血压，导致心脑血管事件多发生于清晨。血压突然升高到一定程度的时候会出现剧烈头痛、呕吐、心悸、眩晕等症状，甚至会发生神志不清、抽搐，这属于急进型高血压和高血压危重症，多在短期内出现严重的心、脑、肾等器官的损害和病变，如中风、心梗、肾衰等。症状和血压升高的水平没有一致的关系。

继发性高血压的临床表现主要是有关原发病的症状和体征，高血压是其症状之一。继发性高血压患者的血压升高具有其自身特点，如主动脉缩窄所致的高血压仅限于上肢；嗜铬细胞瘤引起的血压增高呈阵发性。控制血压在正常范围内（＜140/90mmHg）能有效预防心血管病。

这些疾病的发生，都是因为血管被『堵』了

🍀 高血脂——"脂肪垃圾"堵塞血管 🐝

脂肪是人体所需的三大营养物质之一，是人体生存的必须营养物质。脂肪根据种类可以分为两大类，对人体有益的脂肪和对人体有害的脂肪。我们平时所吃的食用油可以分为三种：饱和脂肪、不饱和脂肪、反式脂肪。其中，饱和脂肪主要指的是动物脂肪，而不饱和脂肪指的是植物油。

　　饱和脂肪酸容易变成固态，而不饱和脂肪可以松松地附在表面，呈液态。比如，属于饱和脂肪的猪油在常温下会变成白色固状，而属于不饱和脂肪的植物油在常温下是液态。反式脂肪就是将液态的不饱和脂肪加工成固态的，虽然增加了气香味，但却会使血液胆固醇增加，增加心脑血管疾病的发生风险。

　　人们摄入的脂肪可以在体内转化成能量，但是摄入过多的脂肪会堆积在血管壁内，最终诱发高血脂。高血脂指的是血管中油性过多而出现的疾病，具有代表性的油就是胆固醇和中性脂肪。人体吸收的脂肪储存在肝脏内，肝脏会将部分脂肪转换成胆固醇输送至血液中。

　　胆固醇为人体细胞的必需物质，通过食物摄入 20% 左右，肝脏产生 80% 左右。肝脏产生的胆固醇可以分为低密度胆固醇和高密度胆固醇两种，其中低密度胆固醇占总胆固醇的 3/4，低密度胆固醇含量过多会堵塞血管，诱发动脉硬化，所以是"坏"胆固醇。而高密度胆固醇可以将细胞内的胆固醇运输至肝脏，进而达到清理血液的作用，有效预防动脉硬化，是"好"胆固醇。血液里的胆固醇含量偏高的症状叫高胆固醇血症。这种疾病一般不会出现特别的症状，所以很多患者都是无意中发现自己体内的胆固醇含量偏高。

　　高血脂虽然不会有特别的症状，但是如果任其发展成动脉硬化，还会增加心肌梗死和脑梗死的几率。人体内有一种中性脂肪叫甘油三酸酯，虽然是人体必需的物质，但却能引起动脉硬化。一般来说，血液中总胆固醇含量高于 240mg/dL，或者中性脂肪含量高于 200mg/dL 时，都被称作高血脂。

　　有的人虽然平时不怎么吃油腻食物，但是仍然会患高血脂，主要是受遗传因素的影响，脂质代谢不畅通，导致血液中堆积过多的脂肪。女性闭经后，体内雌激素的分泌量逐渐减少，高密度脂蛋白胆固醇含量下

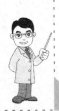

降，低密度脂蛋白胆固醇含量上升，如此一来，患动脉硬化或心血管疾病的概率随之升高。

🍀 动脉硬化——血管增厚、变硬、变脆、变狭窄 🐝

动脉粥样硬化就像是一颗潜藏在人体内的定时炸弹，只要稍微遇到一点儿火星，都可能将其引爆。

动脉粥样硬化名称的来源，是因为在病理解剖中可以看到，血管硬化部位表皮内部沉积着脂质斑块，其颜色和形态均像米粥一样，因此称其为动脉粥样硬化。

心脏上面分布有3根主要动脉，即右冠状动脉、左冠状动脉的左旋支和前降支。它们起源于主动脉根部，与其分支血管共同构成网状，专门为心脏肌肉供应血液。若其发生粥样硬化现象时，就称为冠状动脉粥样硬化，由此而引发的心脏疾病就称为冠心病。

脑部的血管包括颈动脉、椎动脉和基底动脉3根较大动脉，从下向上进入脑部后，像大树一样又生长出许多树枝和树杈，从而形成密集的脑动脉血管网。若脑部任何动脉血管发生动脉粥样硬化，以及其他原因引发脑部血液供应障碍，并因此导致的脑部疾病，就称为脑血管疾病，一般分为缺血性和出血性两种类型。

健康的血管应该是柔软而有弹性的，一旦血管变硬、失去弹性，就会引发一系列的问题。在血管里，血管中心的血流最快，血液从薄的血管流向厚的血管时，会顺着厚的血管壁流动，而且厚的血管中心的血液流速会加快。血管壁的血液流速相对较慢是由于血细胞和血管壁的摩擦导致的。血管内侧中的内皮细胞密集，既能使血液流动畅通，也可以产生摩擦力。而且沿着血管壁流动的血液对血管中心的血液气道滑板作用，让它的流动更加顺畅。不过，胆固醇含量高或患高血脂、糖尿病的人血液会变得浓稠，血流相对变慢，血管壁就会堆积更多垃圾。正常的血细胞不会黏附于血管壁上，不过胆固醇、脂肪很容易黏附在血管壁上，形成动脉粥样硬化。

据临床统计，90%以上的心血管疾病和70%以上的脑血管疾病，都是动脉粥样硬化所引发的。可见，动脉粥样硬化就是引发心脑血管疾病的罪魁祸首。一旦形成动脉粥样硬化，就如同在血管中埋上了一颗定时炸弹。当其发展严重时，就会造成血管狭窄，致使心脏或大脑供血不足，从而出现心绞痛或头昏等症状。若因受凉、憋气、劳累、喝酒和情绪刺激等原因引发血管痉挛，或因激烈运动等原因引发动脉粥样硬化斑块破损脱落，形成栓塞，就可能造成本已狭窄的血管全部堵塞，血液流通阻断，从而导致心肌或脑组织局部缺血性坏死，这就相当于定时炸弹被引爆。

一位45岁的女性患者突然觉得走路时腿部会感到疼痛，时好时坏，她以为是劳累导致的，没放在心上。但是几个月后，突然有一天，她觉得自己的胸口有些疼，到医院检查是心肌梗死。就是由于她几个月前忽视了自己的身体发出的警示信号，才导致疾病一步步靠近自己。心脏的冠状动脉堵塞会引起心脏搏停，脑血管堵塞会引起心肌梗死。而这些疾病都会直接危害人的生命安全。

在我国，每年有260多万人死于心脑血管疾病，占了患病死亡人数的41%。据世界卫生组织统计，全世界每年有1750万人死于心脑血管疾病。近几年的情况还表明，死于心脑血管疾病的人数有逐年增加的趋势。

心脑血管疾病具有发病率高、死亡率高、致残率高、复发率高等特点。它是慢性疾病，隐蔽性很强，急性发作时致命风险极高，哪怕经过抢救幸存的患者，也可能不同程度的失去劳动能力，甚至丧失生活自理能力，导致个人和家庭生活质量大幅度下降。可见，动脉粥样硬化引起

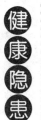

的血管狭窄增一分，人就距离衰老死亡靠近一寸。动脉粥样硬化引起的血管狭窄减一分，人就向年轻健康靠近一寸。

🍀 视力下降——先看看血脂状况 🐝

刘先生，男，43 岁，一年前突然视力严重下降。刘先生有轻微的面瘫，舌头有些偏离正中，不仔细看很容易被忽略。经过初诊断后，医生建议刘先生去做脑动脉和双侧颈动脉 CT 检查，于次日清晨在空腹情况下验血。检查结果为：CT 检查双侧颈动脉硬化，管腔狭窄，脑动脉硬化；验血结果显示血脂过高。医生给刘先生开了降脂药，经过一段时间的降脂治疗后，刘先生的视力得到了良好的恢复。

可能很多人感到疑惑，血脂和视力有什么关系？案例中的刘先生之所以视力下降，并不是眼睛本身出了问题，而是血脂过高，导致双侧颈动脉和脑动脉血管粥样硬化，压迫视神经，导致视力严重下降。如果视网膜中央动脉发生栓塞，也就是说视网膜中央动脉沉积大量脂肪，发生硬化，就会导致视力下降，这种情况多发生在老年人身上。如果视网膜动脉内壁有粥样斑块脱落，会导致动脉栓塞，一旦视网膜缺血坏死，视觉就会消失。这种情况的发生多见于动脉硬化的患者身上，突然一只眼无痛性完全失明，有的患者发作前还会出现阵发性、一过性眼前发黑的症状。治疗不及时可能由于视网膜组织坏死而完全失明。

有的患者单侧眼睛视力突然下降，看东西的时候时大时小，直的会看成弯的，视物颜色偏暗或偏黄，看不出所视物的真实颜色，眼前有闪光感和固定黑影等，此时就要考虑很可能是视网膜问题和视网膜静脉阻塞问题。应当早发现、早治疗，将视力损伤降至最低。

由于血脂过高而引起中风的患者会在发病前数小时或数天前出现视物模糊或重影等先兆，此时若能及时就医即可避免中风的发生。可见，突然视力下降、视物模糊的诱因很多，要及时到医院检查、确诊，之后根据不同病因进行治疗。平时除了要重视、治疗原有的动脉硬化、糖尿病、高血压病等原发病，还要保持积极乐观的生活态度和良好的情绪，工作中避免过度劳累，清淡饮食，多参加体育锻炼，进而确保血脂和血压保持在正常水平，从而降低疾病的发生几率。

♣ 性功能障碍——很可能是血管被"堵"了 🐝

性功能障碍是一种现代人的常见疾病，很多男性因为它而自卑，很多家庭因为它而破裂，岂不知，这种病的发生并不一定是器质性病变，很有可能和血脂水平有关。

佟先生是一位性功能障碍患者，多次服药症状仍未减轻。后到医院检查血脂，胆固醇超出正常水平的好几倍，确诊为高脂血症。之后佟先生将自己的性功能告诉医生，医生建议他服用一段时间的降脂药，2个月后，佟先生性功能障碍的症状便逐渐得到了缓解。

高脂血症是很多疾病的发病基础，如冠心病、脑卒中等，此外，高脂血症还是阳痿的发病基础。完满的性生活会涉及动脉灌注和静脉闭塞的过程，最终导致绵窦充盈。可一旦动脉血管被阻，引起血流改变、血管病变，肯定会影响到正常的性功能。

有研究人员针对此类问题做了这样一个实验：研究人员以兔子为研究对象，他们将兔子分为两组，一组以胆固醇为饲料喂养，另一组以正常的饲料喂养。2周半时两组兔子均未出现任何反应，等到了4周半时，以胆固醇饲料饲养的兔子血管活性就开始下降了，而到7周半时，两组的血管活性有了明显的差异，尤其是最大舒张效应的比率明显不同，而继续用胆固醇饲料喂养的兔子动脉粥样硬化进一步发展而引起血管结构改变时，动脉血液向海绵窦灌流就大为降低，最终诱发阳痿。

可见，调节血脂对血脂异常引起的性功能障碍非常重要。除了必要的药物治疗外，还需要注意避免过嗜烟酒、少吃肥甘厚味之品、多运动等。

🍀 伯格氏病——四肢血管堵塞不容忽视 🐝

伯格氏病指的是四肢血管堵塞之后发生溃烂的疾病，主要体现在动脉血管中，偶尔会出现在静脉中。血管收缩之后变得狭窄，或者由于血栓和炎症等原因导致血管被堵塞的疾病，此病和动脉硬化比较相似，但又有所不同，伯格氏病虽然也是血管堵塞，但是血管壁的结构是没问题的。此病患者的患肢缺血、疼痛，间歇性跛行，受累动脉搏动减弱或消失，伴有游走性浅表性静脉炎，严重者可有肢端溃疡或坏死。本病多发在 20～40 岁男性青壮年身上，女性较为少见，男女比例为 29：1，多于冬季发病。

伯格氏病又叫"坏疽"，患者的脚趾会一个个溃烂，症状严重的时候脚趾会从红色转为黑色，病情发展到脚趾骨头，必须将脚趾截掉；如果病情还没到骨头，就要将肉去除。可见，这种病的危害是非常大的，患者可能要经历截肢。

虽然伯格氏病的病因并未明确提出来，但最大的可能性就是慢性吸烟所致，香烟中的二氧化碳会对血管壁产生毒性，导致血管过度收缩，易出现血栓。因此，吸烟的二三十岁的男性患此病的人较多。伯格氏病高发于欧洲，但是韩国和日本出现伯格氏病的情况也比较多。

最初发病的时候伤口很小，所以平时要注意避免让身体出现伤口。有时即使表面没有伤口，血管堵塞之后得不到氧气，皮肤也会坏死。最初的表现是流脓，之后伤口逐渐扩散，皮肤甚至会变成黑色。到这种程度之后，患者会疼痛难忍，无法入眠。患动脉硬化或到了冬季，在冷刺

这些疾病的发生，都是因为血管被『堵』了

激下或感到严重压力下会加重病情。

发病初期还是可以通过药物治愈，如果治疗无效，则必须截肢。如今已经出现一种新的治疗方法——干细胞治疗法，可以在一定程度上达到治疗的效果，医学界正在对此进行积极研究，哪怕病情发展到了截肢的程度，只要不是很严重，就可以通过蚂蟥疗法恢复已经坏死的血管和组织。小伤口经 2~3 次手术即可痊愈，坏死程度不同，治疗次数也不同。不过，这种疗法并不适用于全身性症状，治疗的次数也是不同的。

伯格氏病患者一定要戒烟，可以让症状缓解或减轻一半。到了寒冷的冬季，此类患者还要注意避免裸露皮肤，做好保暖，穿厚实的鞋，以免脚趾出现伤口。平时不能光脚出门，注意不要让硬物碰伤脚趾。饮食上减少动物性脂肪的摄入，可以适当多吃些坚果、橄榄油、新鲜果蔬等。

❀ 不安腿综合征——当心心脑血管病 🐝

不安腿综合征就是指坐着或躺着的时候，腿部感觉不舒服的症状，如同有小虫子在腿上爬行，那是一种说不出来的难受感觉，要经常拍打才能感觉到舒服些。这种不舒服的感觉主要发生在晚上，只有通过不断挪动腿才感觉舒服一点，否则就不能安然入睡。

随着年龄的增长，不安腿综合征的发病率也逐渐上升，而且女性的发病率是男性的两倍。这种疾病的诱因很多，其中一个就是与身体不活动和睡觉时的血液循环有关，高血压或糖尿病等疾病的心脑血管患者患不安腿综合征的几率较大。有研究显示，不安腿综合征的人患中风的概率很高。

曾有病例表明，有人夜间感到腿部不舒服而难以入睡，每天都要拍

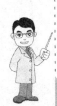

腿、按摩腿，有时甚至因此而整晚睡不着，一开始还以为是劳累所致，可是没过多久就因为脑梗死而入院了。不安腿综合征会导致血压上升，而心血管疾病又反过来会诱发不安腿综合征。因此，睡觉的时候如果觉得腿部不适，严重影响到正常的睡眠，必须引起重视，及早到医院接受检查。

压力过大或过于紧张也会加重不安腿综合征，怀孕期间或患有贫血也易诱发这种症状。如果怀孕的过程中出现不安腿综合征，分娩之后症状就会消失。很多时候，虽然尚未到贫血的程度，但是血液中缺乏铁，病情同样会加重。缺乏促进睡眠的激素多巴胺，或长时间吸烟，或患下肢静脉瘤，肥胖者都容易患不安腿综合征。儿童、青少年也容易得不安腿综合征，但多为遗传。

不安腿综合征患者之所以一到晚上腿部就会难受得睡不着，主要因为晚上容易血液循环不畅，导致腿部抽筋。手脚冰凉、麻木的人也容易抽筋，有时候脚趾也会感觉到了僵硬。出汗多而出现脱水或电解质出现问题时也容易抽筋。钙、镁等特殊元素不足是产生肌肉收缩和痉挛的主要原因之一，身体受寒，肌肉也容易僵硬。肝脏主管肌肉，因此，抽筋就是和肝脏有关的疾病。过度疲劳或导致肝疲劳出现抽筋，或加重不安腿综合征。

腿部有虫子爬行的感觉多半是血虚导致的，因此及时补足气血就能改善症状。缺铁或贫血就相当于气虚症状。针灸、艾灸治疗不安腿综合征疗效俱佳。芍药、甘草组成的芍药甘草汤可以有效治疗肌肉僵硬、预防抽筋。

按摩或热敷能缓解不安腿综合征，睡前或发作时都可使用这些方法。夫妻之中如果有一个人患不安腿综合征，另一个就要给对方按摩患腿，给家人的生活带来诸多不便。如果怀疑自己得了不安腿综合征，应当及时调节睡眠习惯、多走路，没事的时候做做伸展运动，症状自然得

这些疾病的发生，都是因为血管被『堵』了

到好转。治疗不安腿综合征除了戒烟，睡前还要避免喝咖啡因饮料，而且不能偏食，均衡饮食，营养素的吸收才全面。

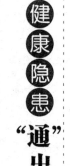 肢体坏死——从血脂查起

很多人都不怎么重视自己的血脂水平，遇到小腿疼痛、下肢发凉、麻木、腿部抽筋、行走困难等，只是认为自己老了、抵抗力下降了，贴一贴膏药来缓解病情，或者直接开点疏通经络、祛风祛湿的药，或者平时做好保暖工作，却很少想到血脂高会导致动脉粥样硬化，最终引起腿部不适。中老年人甚至年轻人，千万不可忽视腿部不适，必须警惕下肢动脉硬化的可能性。

动脉粥样硬化是一种全身性疾病，非常容易发生在中老年人身上，它的发生会侵犯全身各处的大小动脉，主要累及主动脉、冠状动脉、脑动脉、肾动脉、肠系膜动脉和四肢动脉。其中，四肢动脉又以下肢动脉最为常见。下肢动脉病变的主要症状为发凉、麻木等，主要是动脉粥样硬化病变家中、血管壁增厚变硬、管腔狭窄、血液供应障碍所致。

有一种病叫间歇性跛行，它是由于腓肠肌耗氧量增加，供氧相对不足，行走的过程中出现麻木、疼痛，导致痉挛，休息一段时间后症状得到缓解才可以继续行走，但是没走多久症状又出现了，不过走一会儿症状又会再次出现，不得不继续休息。严重的间歇性跛行患者会持续疼痛的症状，下肢动脉，特别是足背动脉搏动减弱，甚至不能触及。有下肢动脉粥样硬化的患者并不会出现跛行症状。所以，没有间歇性跛行不代表没有下肢动脉粥样硬化。

下肢动脉粥样硬化若不及时治疗，最终会诱发肢体坏死，而且发病率非常高。有研究表明，65岁以上的老年人中，20%存在下肢动脉粥样硬化症状，只有10%的人会存在间歇性跛行。

所以，一旦下肢出现不适，一定要及时到医院查血脂，同时规范自己的饮食，合理运动，以预防动脉硬化的发生。

🍀 下肢静脉瘤——血流不畅压力大 🐝

静脉遍布全身各处，关系着人体的生命活动过程。绝大多数的人谈"瘤"变色，而有一种瘤就和静脉有关——下肢静脉瘤。其实它并不是瘤，只是看上去像个瘤子一样凸了起来，因此叫静脉瘤。

腿部静脉瘤是由于血管压力而凸起来的，血管所受压力比静脉大，血管压力是血液循环的重要动力，因此血压比较弱的静脉血液循环就会相对较弱。尤其是血液流到腿部之后，重新回归至心脏的过程更加繁琐。一旦这个过程中出现问题，血液就会逆流，由下血液又不断向上流，如此一来，静脉血管就会鼓起来，这种症状即为静脉瘤。

静脉瘤的遗传性很高，因此静脉瘤家族病的人高达50%，从妈妈遗传的概率较高，特别是分娩次数多的女性，患下肢静脉瘤的情况很多。因为沉重的子宫压迫腿部的静脉，且女性荷尔蒙激素也会使静脉扩张，长期站着工作者也易患静脉瘤。穿紧身衣或勒紧腰带，跷着二郎腿的习惯也会诱发静脉瘤。

直立行走是造成静脉瘤的最主要原因，腿和心脏的距离相对较远，下肢承受的重力影响更大，也就增加了患下肢静脉瘤的几率。下肢静脉瘤不仅难看，还让人变得容易浮肿，易疲劳，身体发沉，感觉到疼痛。到了晚上症状会更严重，早晨时症状会有所好转。之所以夜间病情会加重，是因为白天活动受重力影响比较大，到了夜间躺下之后受重力影响较小，而且腿部皮肤变得干燥会感觉到瘙痒，甚至出现溃疡。

这些疾病的发生，都是因为血管被『堵』了

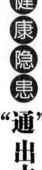

小腿是对抗重力流动的有效武器，小腿肌肉收缩时，肌肉中的静脉血压会从下面转到上部，血液就会向上流，因此，经常走路或原地踏步也可以有效预防静脉瘤。

长时间站着工作的人可以在脚边放个和转头高度差不多的东西，双脚轮流放上去，可以有效改善腿部血液循环，减轻膝盖负担，预防腰痛。长时间坐着的人可以经常活动脚腕，让小腿肌肉收缩，促进腿部血液循环。如同踮脚一般，脚趾用力，反复活动脚腕能简单地活动。夜间睡觉的时候，将脚放得比心脏高点，能减轻浮肿和疲劳感。在室内穿袜子保暖能促进血液循环。

市售的压力 20～30mmHg 的下肢静脉瘤专用弹力加压长筒袜有很好的治疗效果，可以在一定程度上起到小腿"水泵"的作用。症状不严重的时候靠穿弹力加压袜就能治愈。尤其是运动、走路、久坐者，更应该穿这样的长筒袜。

如果症状已经很严重，可以进行手术治疗，将有问题的静脉切除或者不让其鼓起来，这样血液上流时就会对其他静脉产生负担，因此静脉瘤患者更应该穿加压长筒袜。

通过改变饮食习惯，加强运动等物理疗法，同时配合瘀血药物疗法，对治疗静脉瘤和缓解症状均有帮助。饮食上适当增加高纤维食物的摄入，能有效预防便秘，减轻腹压。

☘ 老年痴呆症——高胆固醇惹的祸 🐝

国外有研究对 1449 名芬兰人，自 1972 年开始监测。首次接受检查的时候，大部分受测者只有 50 岁左右，再度检测时，大部分受测者已经是 70 岁上下的老人。首次检测的时候，4% 的受测者有痴呆症状，其中 47 人明显罹患老年痴呆症。患有老年痴呆症的受测者比起其他没有

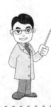

老年痴呆症的受测者年龄要大，受的正规教育较少，身形较胖，血压较高，血液中胆固醇的含量较高。20 年后再度检测时，发现过去的差异和 20 年后所检查的结果和推论完全吻合。他们表示，在罹患老年痴呆症的人群中，血压升高和胆固醇含量过高的人数是这两项数值正常者的两倍，可如果高血压和高胆固醇症同时发生，罹患老年痴呆症的几率会高达 3 倍。由于人口老龄化比例增加，所以过不了多久，老年痴呆就会成为巨大的大众医疗问题。

钱先生，男，67 岁，患高脂血症 20 多年，无高血糖、高血压症状，有老年痴呆症状，家族中没有老年痴呆患者。后被家人送到医院检查，排除了可能导致老年痴呆的因素，确诊为其病情为高血脂引起的。医生给钱先生开了些降脂药，同时嘱咐其家人平时要对老人进行特殊的照护，帮助其恢复心理和记忆。

研究表明，老年痴呆和高血压、高胆固醇等因素有着密切关系，中老年人一旦患上高血压、高胆固醇血症，到了老年就易罹患老年痴呆症。案例中的钱先生患高血脂 20 多年，血压和血糖始终保持在正常水平，钱先生没有老年痴呆家族史，所以最终确定是高血脂导致的老年痴呆。

大量研究表明，动脉硬化和中风等脑血管病变疾病都会增加老年痴呆症的发病率。有研究表明，之所以老年痴呆和此类疾病有关，很可能和输送至脑补的氧气供应受阻有关。所以，中老年人要定期检测血脂，检查血液中的胆固醇含量是否正常。

有调查结果表明，在我国北方，60 岁以上的老年痴呆的患病率为 3.96％，其中，和脑血管病变有关的血管性痴呆占了大多属。调查还发现，多数患者有嗜辛辣和荤腻食物的特征，半数以上有吸烟史，烟龄超过 10 年，还有一部分人由于长期饮食过饱，导致思维反应迟钝，让人感到困倦。在和脑血管病变有关的血管性痴呆患者中，多数人的血液中

这些疾病的发生，都是因为血管被『堵』了

胆固醇的含量都非常高，存在一定程度的脑动脉硬化症状。

　　老年痴呆症患者本身可能感觉不到太多的痛苦，但是其家人却是苦不堪言，望着老人的"无理取闹"，不认识自己最亲近的人，家人的痛苦不言而喻。如果发现家里的老人患上了老年痴呆的症状，应当及时到医院检查血脂水平，确诊后及时对症治疗。

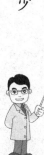

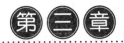

第三章

哪些坏习惯导致血管内堵满了"垃圾"

♣ 不良的饮食习惯——血管承受重压 🐝

民以食为天，食物可以维持人的生命和健康，同时也可能威胁到人的生命和健康，正所谓"水能载舟亦能覆舟"。那么，哪些不良的饮食习惯会让血管承受重压呢？

❋ 进食过饱——血管硬化、大脑老化

美食面前人们往往抵挡不住诱惑，但是有心脑血管病的老年人要注意，进食过饱常常会诱发心脏病猝死。因为老年人胃肠功能减退，如饮食过饱，可导致上腹部长时间饱胀，挤压心、肺，影响心脏泵血功能。同时，消化食物需要大量的血液集中到胃、肠，回心血量减少，导致心肌相对缺血，这样易引起心肌梗死。因此，老年人吃饭要七分饱，晚餐更应少吃，避免暴饮暴食。

如果吃饱了，不要立即睡觉，这样会导致各种疾病的发生。俗话说，饿了发晕，饱了发困。我们很多人都会有吃饱饭发困的感觉。如果饭后马上睡觉，所吃食物产生的能量消化不了，就会转化成脂肪堆积在体内导致肥胖，而肥胖又是高血压、冠心病、动脉粥样硬化、脑卒中等发病的诱因。

研究表明，饱食后，人体大脑中有一种名为"纤维芽细胞生长因子"的物质会成几何倍数增长，它可以让毛细血管中的内皮细胞增加，增厚血管壁，易诱发动脉粥样硬化。而且长期饱食会诱发脑血管硬化，导致大脑早衰和智力衰退。曾经有调查发现，大部分阿尔茨海默病患者

青壮年时期的食欲都非常旺盛，而且有不同程度暴饮暴食的习惯。

❈ 过度节食——贫血、诱发心绞痛

和进食过饱相反，过度节食也会对血管健康不利。节食会形成营养不良性贫血，血液中的血红蛋白减少，可使血液携氧量减少，迫使心脏加快泵血，这又会加大心脏的工作量，使心肌耗氧量增多而诱发心绞痛。只有增强营养，增加血红蛋白，消除贫血，才可以缓解心绞痛。所以，冠心病患者节食要适可而止，千万不能过度节食。

❈ 轻视早餐——堵塞心脑血管、诱发动脉硬化

人在一夜的睡眠中，由于呼吸、排尿等显性或非显性发汗，使水分大量失去，如果不吃早餐或不饮水，可导致血容量减少，血液黏稠，血小板集聚，容易形成微小血栓，进而堵塞心脑血管而致病，中老年人尤应注意。

长期不吃早餐还会使血管内壁低密度脂蛋白胆固醇沉积，造成动脉硬化。此外，没有吃早餐习惯的人群诱发心肌梗死等疾病的概率也比正常人高很多。

早餐不仅要吃好，还要吃得营养全面。如果偷懒不吃早餐，会使大脑得不到正常的血糖供给。营养供应不足，对大脑有害。此外，早餐质量与思维能力也有密切关系。

❈ 过食甜食——增加心脑血管病的发病几率

心脑血管病与内分泌代谢有着至关重要的联系。当人体的糖代谢和脂代谢紊乱时，就会有更多积存的垃圾留在血管内，沉积时间过长，就会出现心脑血管病。爱吃甜食会导致人们的腰部及臀部脂肪堆积，增加高血糖及糖尿病的风险，进而出现血脂异常、血压高，诱发心脏病。

俗话说："食蔗高年乐，含饴稚子欢。"适量甜食确实可以增加食欲，但长期摄入糖量过多，可诱发动脉粥样硬化和冠心病。国外有报道，正常人采用高糖膳食周，血清中甘油三酯由原来的 80 毫克升高到 173 毫克，增加 1 倍多。国内调查也有类似情况，由摄入过多糖类而引

健康隐患
"通"
出去

——心情好、血管通、病就少

起的高脂血症，医学上称为"糖致高脂血症"。西欧各国和美国的高血压病、动脉硬化、冠心病、肥胖、糖尿病的发病率之所以高，和他们的高汤高脂饮食有关。

🍀 **紧身衣**——当心影响血液流通 🐝

在古代，衣服只是用于防寒保暖之品，随着社会的进步，物质的丰盈，侧重于保暖功能的衣服开始逐渐出现了时尚装饰的功用，而且出现了各种新布料，但是随之而来的还有一些不良反应。

维持保暖的衣服可以形容为"披、盖、裹"。但是如今却流行起了紧身衣。最典型的就是紧身裤、男人的领带和女人的胸罩。男人的衬衫和领带被称为社会礼仪服饰，在拘谨的场合穿正装、戴领带会觉得更不自在，更憋闷。女性也是如此，塑形内衣将身体勒出一道深凹进去的印痕，阻碍腋下的淋巴循环，很容易诱发乳腺癌。淋巴循环对血液循环和免疫系统有很重要的作用，因此，如果是在家中最好不穿内衣。存在下肢静脉瘤家族史或者怀疑有这种病史的女性是绝对不能穿塑身内衣或者勒紧腰带的，通过动脉流到腿部的血液经过静脉返回心脏时会受到勒紧的腰带阻挠，静脉就会膨胀，腿部就会水肿，最终诱发下肢静脉瘤。

勒紧的塑身内衣对肠道的危害非常大，会阻碍肠道内有益菌群的活动，抑制人体的正常排便与免疫活动，尤其是患有严重便秘者，更要避免穿塑身内衣。

很多女士喜欢穿紧身打底裤，岂不是这种衣服也有诱发静脉曲张的风险。由于紧身裤紧紧束缚着下肢，导致下肢血液不能顺利回流心脏，沉积于静脉之中，严重影响血液循环，诱发静脉曲张。静脉曲张指的是由于血液淤滞、静脉管壁薄弱等因素而致的静脉迂曲、扩张。长时间站立、重体力劳动、久坐不动等都会导致静脉曲张。

天气寒冷的时候，很多老年人喜欢用厚衣服将自己包裹起来，虽然这样做可以抵御严寒，可同时也会造成行动不便、皮肤缺氧等问题。有些紧身保暖衣或领口过紧的毛衣也会压迫颈部动脉，诱发血压下降和心跳减弱。心脑血管病和糖尿病患者若穿这样的衣服，可能会出现头晕、恶心，甚至晕倒、休克。出门的时候尽量选择轻薄、透气的帽子，进而保护头部血管。选择高领的衣服能保护颈部，不过切记，避免选择衣领过紧的衣服。

对于那些存在下肢血液循环或静脉曲张等问题的老人，更要做好脚部保暖。双脚是血管分布的末梢，脚的皮下脂肪较薄，保温功能较差。还要注意的是，穿袜子的时候袜子口不能太紧，防止影响血液流通。

血管与淋巴主要分布于皮肤表层，淋巴结主要分布于颈部、腋下、胯部，这些部位都很容易被衣服紧勒，这些部位的血管每天得不到充分的放松，就会影响免疫系统。同时，还会刺激交感神经，引起过度紧张，最终引发各种血管疾病。

所以，平时穿衣服的时候尽量选择宽松的衣服，除了必须穿戴领带的社交场合以外，休息的时候还是尽量脱掉紧身衣，这样血管就能得到舒展，对健康大有益处。

❀ 长期吸烟——给心脑血管病埋下隐患

吸烟百害而无一利，吸烟者得冠心病、高血压等心血管病的发病率明显高于不吸烟者。而这也仅仅是吸烟所造成危害的冰山一角。

流行病学调查研究证明，吸烟不仅会损害呼吸、消化、神经、运动、泌尿、生殖和血液系统的功能，而且会增加多个系统肿瘤的发生率。而且吸烟对心脏、血管系统的危害也非常大。有统计资料表明，冠心病和高血压患者中约75%有吸烟史。吸烟者的冠心病发病率比不吸

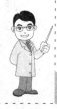

烟者高 3.5 倍，冠心病病死率高 6 倍，心肌梗死的发病率高 2～6 倍。如果吸烟的同时患高血压、高胆固醇血症，那么冠心病的发病率就会增加 9～12 倍。死于心脑血管病的人中 30%～40% 和吸烟有关。

吸烟的人脑卒中的发生风险比不吸烟的人高 2～3.5 倍，若吸烟者同时患有高血压病，那么脑卒中的发生率增加近 20 倍。吸烟者易患动脉粥样硬化、闭塞性血栓动脉炎和肺源性心脏病。凡是吸烟的同时服用避孕药的妇女急性心肌梗死的发生几率也比普通人高 2 倍，心肌梗死死亡率高 11.7 倍。

烟雾中的尼古丁和一氧化碳会诱发动脉粥样硬化。尼古丁和一氧化碳会损伤血管内皮细胞，并引起高密度脂蛋白胆固醇（HDL-C）降低，总胆固醇升高，前列腺素水平下降，碳氧血红蛋白增加，代偿性红细胞增多、血流减慢、微循环障碍、血浆纤维蛋白原水平增加，血小板聚集性增加、血液黏滞度增大、多器官缺氧等许多负面作用。此外，尼古丁与 N 型乙酰胆碱受体结合，引起肾上腺髓质释放儿茶酚胺，可使心率加快，血管收缩，心肌耗氧量增加。

上述这些吸烟的多种有害作用的综合远期结果是会促进动脉收缩（或痉挛）、管壁变厚，进而动脉粥样硬化、管腔狭窄、血栓形成。在临床上则表现为冠心病、心绞痛、心肌梗死、脑卒中和血栓闭塞性脉管炎等周围血管病。心肌缺氧可使心肌应激性增强，心室颤动的阈值下降。因此，吸烟的冠心病患者心律失常发生率、猝死的发生率很高。戒烟是唯一安全有效的方法，那么要怎么做才能戒烟呢？

❋ 心理取胜

吸烟者要真正认识到吸烟对自己身体的危害和对家庭成员尤其是孩子健康的影响，用意志和毅力抵挡烟瘾，进而达到戒烟的目的。

❋ 针灸、戒烟糖、戒烟茶等

这几种方法虽然戒烟效果不是很好，但是对身体没有毒副作用，配合应用戒烟效果还是不错的。

✱ 药物

安非他酮有助于戒烟，服用的方法是戒烟开始的前 7 天，每天 150~300 毫克，随后增加至每天 300 毫克，共服 6~12 周。

🍀 酗酒——刺激甘油三酯合成

酒的酿造历史已经有 5000 余年，不管是在医学上还是生活中，都有着广泛用途，可酒却是一把双刃剑，在显示出它的功用的同时也给健康带来了不利影响。适量饮酒可以有助于身体健康，而过量饮酒却会缩短人的寿命。

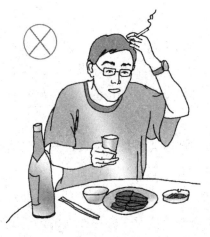

流行病学研究显示，每天少量饮酒能有效降低高血压和冠心病的患病率、病死率，而且能缓解紧张、改善情绪，有助于睡眠。而过量饮酒却会诱发心脑血管疾病。有研究显示，25% 的重症患者都和酗酒有关。如肝硬化、酒精性心脏病、酒精性精神病、脑卒中、肿瘤、帕金森综合征，以及其他严重的社会问题等，多数情况下都和过量饮酒有关。

酒精能刺激甘油三酯的合成，导致血液中甘油三酯水平上升。一旦血液中的甘油三酯水平显著上升，再次饮酒就会导致急性出血性胰腺炎，严重威胁到生命安全。

酗酒会造成冠状动脉痉挛和阿—斯综合征。现在有很多都市白领、销售人员每天在各种应酬中"拼酒"，在不知不觉中诱发阿—斯综合征，此类患者心肌明显缺血。在酒精中毒死亡者的尸检过程中，都能看出肺部、心肌、胰腺、胃黏膜有多处出血点，脑膜血管高度扩张充血，

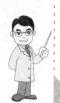

且脑实质有散在性出血。

所以，嗜酒者必须要控制饮酒量，啤酒每天不超过一瓶，红酒不超过 150 毫升，白酒不超过 50 毫升。如果是已经查出来患有高血压、肝、脑、肾等疾病的患者，长期服用阿司匹林者，最好完全戒酒。

久坐不动——当心心脑血管受伤

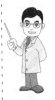

提起保护心脑血管，多数人首先会想到戒烟限酒、少油少盐、多运动等方法。但是很多人都没有意识到，久坐不动也是危害心脑血管健康的潜在"杀手"。

如今，大多数人从事的办公室工作，每天盯着电脑一坐就是一整天，几乎动也不动，甚至吃饭都是叫外卖，趴在电脑前吃。忙碌一整天后，回到家就躺在沙发上看电视、打游戏，整天玩到深夜才睡。有调查显示，目前国内 43% 的人每天在办公室至少坐 8 小时，只有 31% 的人偶尔伸个懒腰，27% 的人走出办公室散会儿步，超过 30% 的人休息的时候选择打电脑游戏。

和上班族不同，老年人闲暇时留恋在牌桌和棋盘旁，一玩就是大半天。很多本该开心活泼的青少年都被电脑、手机吸引了，户外活动越来越少。长时间坐着不动，不但会诱发肥胖和颈椎病，还会给心脑血管带来各种损伤。久坐后猛然起身，其实对身体的危害是非常大的。

首先，长时间保持一个姿势，肢肌肉收缩活动相对减少，导致人体血液的流速减慢，血液黏稠度增高，给深静脉血栓的形成创造了条件。若此时再猛然活动，如猛地起身伸腰、大幅度摆动胳膊等，则容易牵动不稳定的血栓，使之脱落造成血栓栓塞，引起相应部位的缺血、缺氧等症状。如果血栓游离到肺部，甚至会堵住肺动脉造成肺栓塞，严重者短时间内就会危及生命。有调查发现，近年来很多"白领精英"的猝死都和肺栓塞有关。

其次，长时间同一姿势后突然变换体位，易造成血压波动，出现"体位性低血压"，使心脑等器官供血不足，严重时出现心悸、头晕、头痛，甚至反复晕厥或诱发脑卒中。这在身体瘦弱、缺乏体力活动的年轻人和青少年中很是常见。体位性低血压更是老年人的常见病，是老年人发生严重意外的重要原因。有统计结果显示，65岁以上的老年人有体位性低血压者约占15%，其中75岁以上的老年人可高达30%～50%。

老年人由于心血管系统逐渐硬化，血管调节功能变差，一旦从平卧位、坐位突然转成直立位时，或长时间站立后，易出现供血不足，血压降低。饭后突然起身就属于很危险的情况。刚吃完饭，由于血液积于内脏，降低循环血量，若突然起身可导致脑供血不足，轻则头晕目眩、眼前发黑，重则突然晕厥或诱发缺血性脑中风、心绞痛、心肌梗死、摔倒后骨折，甚至瘫痪。因此，建议有心脑血管疾病的老人饭后不要突然起身，最好在餐桌前静坐10分钟左右再缓缓起身。一旦发生体位性低血压，应立刻将患者抬放在空气流通处，或将头放低，松解衣领，适当保温，患者一般很快就能苏醒。

最后，对中老年人和心脑血管疾病患者来说，由于血管柔韧度较差，久坐后猛然牵拉，还可能"撕裂"血管，诱发"主动脉夹层"等严重后果，如抢救不及时，其死亡率达到30%～40%。

所以，我们有一定要正视久坐的危害。老年人、长时间坐姿和伏案工作者等，要有意识地"动起来"，最好每隔1～2小时起身活动一会儿，慢慢伸个懒腰、甩甩胳膊，松弛一下脊柱。或者通过绷脚尖、翘脚趾等活动踝关节，促进下肢的血液回流。如果条件允许，午睡时最好别趴着，睡不着也尽量找个地方平躺着歇会儿。

另外，对于心脑血管患者来说，打牌等娱乐活动也要有时间限制，一旦发现腿脚明显肿胀，不要随意用力按摩、拍打等，而要在医生指导下抚触下肢，以免血栓脱落。起身后，如出现胸闷憋气、呼吸急促、剧

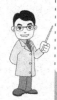

烈胸痛等症状，要立即就医。

另外，心血管患者蹲便后起身时也要注意不可过快。研究显示，用力屏气排便时，腹壁肌和隔肌强烈收缩，血压下降可能引起脑溢血，心肌耗氧量增加会诱发心绞痛、心肌梗死，两者都可能造成猝死。

老年人血管的调节反应差，如果蹲厕时间过久，排便结束后快速站起，还容易诱发由于改变体位所导致的短暂性脑缺血，从而出现头晕、眼花、摔倒，甚至发生脑血管意外，所以此时站起来应该缓慢。

在睡醒后及泡澡出浴后，也要先坐一会儿，缓上几分钟，做些轻微的四肢活动，有助于促进静脉血向心脏回流，避免血压突然降低，脑供血不足造成晕厥。

🍀 猛然起床——生命安全受威胁 🐝

人到晚年之后，很容易受心脑血管疾病的威胁，如高血压、动脉硬化、高脂血症、糖尿病等，脑血管的弹力和舒缩功能较差，易造成脑缺血。有医学专家指出，深夜，人在熟睡的时候，由于代谢低、活动少，血流相对较缓，血压相对偏低，神经、肌肉等器官处在舒缓、平静的状况。此时如果在似醒非醒的朦胧状态下猛然起床，不仅容易被碰伤，更危险的是由于身体长时间处在平卧且血压偏低、血流缓慢的生理状态下，突然改变体位由平卧变站立，可能会使大脑呈现短暂性缺血，轻者会眩晕、头昏、摇晃不稳，重者会摔倒在地。所以，老年人睡醒之后，不宜立刻下床行走，而是要在床上躺卧片刻，之后慢慢地起床，防止由于血压骤变而发生不测。

老年人脑卒中为什么容易发生在睡觉醒来之后呢？随着年龄的增长，老年人的机体逐渐衰退，血管壁硬化、弹性下降。当从睡眠时的卧位，变为起床时的站位，从静态变为动态，血液动力发生突然改变的时候，其生理功能无法得到很好调节，就会导致血压急剧起伏，易使老化

哪些坏习惯导致血管内堵满了『垃圾』

的脑血管破裂，血液外溢。此外，早晨起床后，血液中血小板比睡觉的时候增加，导致血液凝固作用亢进，增加了脑血栓发生的几率。《老老恒言》上有记载："老年人往往天未明而枕上已醒，凡脏腑有不安处，骨节有酸痛处，必于此生气时觉之……反侧至再。俟日色到窗，方可徐徐而起，乍起慎勿即出户外，即开窗牖。"

老年人体内的血液循环比较差，而且多半存在关节劳损，经过夜间较长时间的固定姿势睡眠，背部肌肉供血量不足，晨起的时候就会出现"晨僵"症状，即腰背关节、肌肉有僵硬、酸痛感。此时如果没有经过热身就迅速起床，弯腰穿鞋或哈腰洗漱，腰部就会从平卧的松弛状态变成弯腰弓背的姿势，会骤然增加腰部负荷，压迫腰椎间盘、腰骶关节、韧带和关节囊等，特别是会加重腰椎间盘、韧带的压力，易诱发腰伤。已经出现腰伤、腰椎间盘突出症或腰痛的老年人稍不注意，还可能导致疾病复发。

因此，对于老年人，尤其是有心脑血管疾病的老年人，早上醒来后起床不要急、不要猛，分三步最好。年纪轻、身体好的，赖床 1 分钟、在床上坐 1 分钟后，然后下床在床沿坐 1 分钟；年纪大的，体质不好的，可以赖床 5 分钟、床上坐 5 分钟，然后在床沿再坐 5 分钟下床。过渡时间根据自己的年龄和身体状况而定。

老年人醒来之后，首先要完全清醒，在平仰卧状态下睁大双眼，逐渐适应由睡觉到睡醒的交替过程。之后缓缓从被窝里坐起来，双眼正视前方，或转动头颈。再将双脚移至床沿，睁眼静坐一会儿，如果觉得自己反应正常，就可以下床了。经过这三步，就能降低很多突发性疾病的发生几率。

起身下床之后，老年人可以在室内慢走几圈活动筋骨，边走边甩臂，再前屈后伸及转动几下腰部，同时用双手揉腰、捶背、拍腿几十下，促进血液循环，给"晨僵"一个缓冲。"晨僵"缓解后，洗漱时应稍微弯曲膝关节，再向前弯腰。假如感到腰酸背疼，应站立休息。另

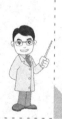

外，洗脸池的高度最好适中，可以高一些，但不可太低，否则会让腰椎过度向前弯曲，加重腰痛。

老年人还应该避免容易引起腰伤的其他行为：做家务时多次弯腰，腰椎大多处于屈曲状态，反复弯曲易造成腰伤；猛然打喷嚏虽是一种幅度不大的弯腰动作，但老年人腰椎稳定性较差，容易弄伤腰部。建议老年人在打喷嚏时，最好采取直腰、挺胸、手扶腰部的姿势，以保持腰椎稳定；早晨一起来就坐着看电视会加大腰椎间盘内的压力，长此以往容易使椎间盘向后突出。

情绪激动、紧张——当心胆固醇升高

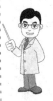

如今，三四十岁的白领、处在事业顶峰时期的人突发心肌梗死的不在少数。很多年轻人三十刚出头就开始胆固醇偏高。有研究表明，胆固醇高的低年龄化趋势和压力、易紧张有很大的关系。

30 岁的马先生是 IT 白领，常常熬夜编程，漫漫长夜，能支撑自己不睡的只有咖啡和香烟。慢慢地，马先生每天至少要抽 1 包烟。一天，马先生在工作的过程中突然感觉左手没劲，开始还以为是这几天没休息好导致的，也就没放在心上。几天后，马先生的右手也没劲了，双手都不能抬起来，甚至不能放在键盘上打字，严重影响到了正常工作，他才去医院去看病。之后，他被医生诊断为脑梗，影响了对上肢的支配能力。虽然马先生还年轻，也没有高血压、糖尿病等高危因素，可是他的生活不规律，经常处在精神紧张的状态，平时脾气比较急，常常因为方案没做出来而着急、发火，有时候还会把这种情绪带到生活中，再加上他有吸烟的恶习，最终导致血液黏稠度增加，诱发动脉血管粥样硬化，最终发生脑梗。

有调查发现，脾气急躁、易怒、易激动、无法容忍自己看不惯的事情和人，高血脂特别是冠心病的发病率就会增高，比那些慢条斯理、紧张工作后可以愉快休息、拿得起放得下、可以宽慰自己的人高出很多倍。

生活中，我们经常会听到某某被气到心脏病发作、胸口痛，甚至被气死的例子。其实，哪怕是平时健康状况良好、无器质性心脏病的人，在遭遇一些突发事件的时候，比如亲人离世、突然气急等，都可能会出现胸痛、气促等，更别说心脏本就有问题的人了。

有专家表明，二十几岁的青年人就可能发生血管硬化，不过发展到冠状动脉阻塞甚至心肌梗死等，最少还需要20多年的时间。比如，有的人虽然身形偏瘦，可到医院一测，胆固醇还是偏高。很多人由于精神压力大，喜欢吃高蛋白、高脂肪的甜食等，很多研究表明，长时间精神压力大会导致胆固醇升高。

有调查结果表明，长期患高脂血症的老年患者退休之后，哪怕不服用药物，饮食习惯和生活方式都不发生改变，胆固醇水平也会发生明显下降，有的甚至恢复到了正常水平。这和退休之后脱离了紧张的工作环境有很大的关系。

总之，人长期处在抑郁、生气、悲伤、紧张、压力等不良状态下，血脂水平会持续而缓慢地升高。平时应当控制好自己的情绪，尽量保持放松、愉快的心情，对健康大有裨益。

第四章

养生不走误区，血管畅通不生病

❀ 过点"苦日子"，血管少点脂 🐝

随着人们生活水平的提高，饮食日趋营养化，人们的饮食、生活习惯开始变得没有规律、肆无忌惮。再加上现在的人工作压力大，没有太多时间运动，导致营养过剩，最终增加了心脑血管疾病的发病率。其实，想降血脂并不难，平时过点"苦日子"就好了。

陈某，男，56岁，年轻时身强力壮，从事重体力劳动，40岁之后生活条件逐渐变好，升职为总经理，每天上下班坐私家车，回到家后吃妻子准备的丰盛晚餐。陈某非常喜欢吃肉，尤其是猪排骨和粉蒸肉，而且从不忌口，想吃多少就吃多少。50岁体检的时候他才得知自己的血脂水平偏高，有轻度脂肪肝，在医生的建议下服用降脂药，每天晚饭半小时后和妻子散步1小时。三餐之中只有午餐加肉，早餐是鸡蛋＋小米粥＋青菜，晚餐是主食＋青菜，每星期还会吃一次粗粮饭，用鱼、鸡鸭等代替了部分猪、牛、羊。总之，饮食较之前清淡了许多。几年之后，陈某的"啤酒肚"消失了，血脂水平稳定，脂肪肝症状消失，整个人的精神状态也好了很多。

所以，平时烹调时，不管是自己还是家人，都要注意烹调方式，尽量选择蒸、煮、炖出来的素菜，同时注意戒烟限酒。很多人都以为自己一辈子都无法戒掉烟酒，但是等到生命因此而受到威胁的时候，大部分人又能自动戒掉烟酒。很多人在自己被查出有很严重的因为吸烟饮酒的恶习才导致的重症疾病时，都会主动戒掉烟酒，那个时候也不觉得戒烟酒有多难了。

少量饮酒有助于降血脂，如果实在馋酒，可以给自己设定一个量，给自己准备个特别小的酒盅，嘴馋的时候喝一小盅。应酬较多的高血脂患者平时要经常进行自我提醒，或者请家人提醒自己远离酒杯，或者直接告诉在座的人们自己患上了高血脂，无法饮酒。

除此之外，高血脂患者平时还要多喝水，以稀释血液，缓解血液的黏稠程度，保持体内血液循环畅通。平时坚持锻炼身体，依自己的身体情况坚持散步、慢跑、打羽毛、游泳等，进而促进血液循环和脂类代谢。

✿ 碱性食物有助延年益寿 🐝

心脑血管疾病一直都是中老年人的健康大敌，随着年龄的增长，血管也会逐渐衰退老化。科学研究认为，人体衰老实际上就是人体酸化的过程。人体中水约占2/3，其中有约50%是细胞外液。镁主要存在于细胞内液中，钙存在于细胞外液中。但是体内酸性过多，就会导致镁向外渗透到细胞外液中，在高血压、风湿病、神经病、肿瘤患者等慢性病患者的血清中，以及肝硬化患者的腹水中，都会发现大量的镁，这其实是不正常的。因为这些患者的体液呈酸性，细胞不能维持正常工作，导致了镁元素的向外渗透。正常人体血液的 PH 值应该在 7.35～7.45 之间，视为正常范围，呈弱碱性，然而人类的饮食中摄入的酸性食物越来越多，也没有注意多补充一些碱性食物，以中和酸性食物，达到酸碱平衡。此外，食物在代谢过程中也会产生酸，造成人体进一步酸化，从而逐渐衰老。

如果你注意观察长寿地区人们的饮食，就会发现，他们大多并不来自于饮食最好、营养最丰富的地区，他们很多并没有吃特别名贵的食物或药材，可能只是吃着当地最普通的食物，但是检测他们的 PH 值会发

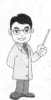

现，是呈弱碱性的，与人体正常的PH值范围基本相同。他们的血压偏低，血管更柔软，脉搏跳动频率正常……碱性食物不仅热量低，而且富含维生素、膳食纤维等营养元素，其中，微量元素对于心脑血管大有益处。镁有助于调节心脏活动，降低血压，减少患心脏病的危险；钾有助于心脏维持规律的心跳，促进钠的排出。

食物的酸碱性判断，与人们的味觉无关，与食物溶于水中的化学性也无关，它是依据食物进入人体后所产生的最终代谢物的酸碱性而判断的，最终代谢物呈酸性就是酸性食物，呈碱性就是碱性食物。酸性食物通常富含脂肪、蛋白质和碳水化合物，含硫、磷、氯元素较多，在人体内代谢后会产生硫酸、盐酸、磷酸和乳酸等物质；而碱性食物通常含有钾、钙、钠、镁元素较多，在人体内代谢后变成碱性物质。

动物性食物的代谢产物通常呈酸性，常吃肉类食物的人，也就是常以酸性食物为主的饮食可能造成动脉硬化，这就让血液通过受阻，无法顺利把营养成分和氧气供给身体各个器官，新陈代谢就会变慢，甚至发生新陈代谢障碍。危害人们的心脏病、中风、癌症都是由于动脉硬化引起的。为了自己的健康，应该减少这些酸性食物的摄入。我们饮食中常吃的蛋黄、白糖、乳酪、金枪鱼等是强酸性食物；火腿、猪肉、鳗鱼、牛羊肉、小麦、面包等是中酸性食物；大米、花生、章鱼、巧克力、大葱、啤酒等是弱酸性食物。

维持人体正常的生理功能应该多选择一些碱性食物，也就是多选择一些蔬菜和水果。那么我们常见的、可以经常吃到的碱性食物有哪些呢？常见的呈弱碱性的食物有：大豆、绿豆、豌豆、豆腐、黄瓜、芹菜、茄子、萝卜、蘑菇、洋葱、莲藕、牛奶……常见的呈碱性的食物有：白菜、菠菜、卷心菜、生菜、竹笋、海带、土豆、西瓜、葡萄、草莓、香蕉、柑橘、柿子……应该注意，并不是酸味的食物就是酸性食物，比如山楂、西红柿等，就是碱性食物，常用的调味品醋也是呈碱性的。

人体健康的重要因素之一就是体内的酸碱平衡，体内的环境基本是呈中性的，略偏碱性，新陈代谢后会产生酸性物质，但会被血液中的缓冲物质中和。通常情况下，正常人摄入的食物，对体内的 PH 值不足以产生多大的影响，不必要太过担心，但是长期食用过多的酸性食物，就可能会对人体正常的 PH 值产生影响，造成酸碱平衡失调，即使不会生病也会造成紊乱。常吃碱性食物有利于中和体内的酸性物质，尤其是老年人，维持血液里呈弱碱性，保持肠胃清洁，减少身体对毒素的吸收，身体才能健康。如果很少吃碱性食物，血液就会呈酸性，即使经过锻炼运动，新陈代谢也不能处于最佳状态，会引起早衰现象。为了健康长寿，请多吃碱性食物。

🍀 饮食多点素，心脑血管更健康 🐝

鱼肉蛋奶都是营养丰富的物质，但都含有大量胆固醇，如果是高脂血症患者，平时还是多素少荤更健康。

如果人体胃部没有食物，机体就会产生饥饿感。一旦胃部饱满，饥饿感就会减轻。很多肥胖和高脂血症患者即使有很强烈的饥饿感，血液中的营养物质含量仍然很高，若此时继续进食高脂食物，就会导致血液中的胆固醇、甘油三酯继续升高。素食热量较低，特别是纤维素含量较高的蔬菜，即使饱食后也不至于让人肥胖。研究还表明，很多素食都有调节血脂的作用，如山楂、洋葱、芦笋等。

三餐之中，最宜吃素的一餐就是晚餐，人在白天的时候活动量比较大，热量消耗较高，即使吃点肉类等高脂、高热量食物也能很快被消耗掉，但是到了夜间，如果摄入过多高热量食物，人们在晚上的活动量有限，过剩的热量就会在体内转化成脂肪，导致血脂升高。

有的人在得知自己血脂高之后，就开始远离肉、蛋、奶等食物，其实，高脂血症患者在饮食上并不要求全素，还要从以下几方面进行分析。

❄ 高甘油三酯

如果只是甘油三酯上升，只吃素是不能解决问题的。甘油三酯增高的防治还要限制总热量和碳水化合物的量，需要不吃或少吃含精制糖多的甜食，减少热能的摄入。即使是素食，含糖量高也会导致血液中甘油三酯继续升高。

❄ 高胆固醇

如果血液里面的胆固醇含量偏高，甘油三酯正常，需要限制胆固醇的摄入，可以选择胆固醇含量较低的食物。海鱼虽然脂肪含量高，但是其中的脂肪多为不饱和脂肪酸，可以促进胆固醇氧化成胆酸，加速器排泄。海鱼中还含有一种可以抑制血小板聚集的成分。有研究表明，有鳞鱼含胆固醇较少，无鳞鱼含胆固醇较多。比如鱿鱼、鳗鱼、墨鱼、黄山、螃蟹等胆固醇含量都很高；蛋黄中胆固醇含量虽高，但同时含有可以防治动脉粥样硬化的卵磷脂。所以，高胆固醇血症患者对蛋类的限制不用太严格，每天吃 1 个鸡蛋并不会对血脂产生明显影响。

🍀 健康的生活方式，给你健康的血管 🐝

想拥有健康的身体，必须养成健康的生活方式，拥有适合自己的健康计划，同时长期坚持执行下去。健康的生活方式主要包括以下几方面。

❄ 合理膳食

日常饮食要控制总能量、脂肪、蛋白质、碳水化合物等营养物质的摄入量，科学搭配营养比例，控制好能量，每餐都不能吃得过饱，七八分饱就可以了；少摄入饱和脂肪酸，尽量用植物油烹饪食物；严格控制胆固醇的摄入量；控制碳水化合物含量较高的食物的摄入，防止诱发肥胖。

❄ 适量运动

如果高脂血症没有并发其他疾病，可以保持中等强度的运动量，选择每天慢跑 3000 ～ 5000 米。如果是高脂血症并发轻度高血压、肥胖症患

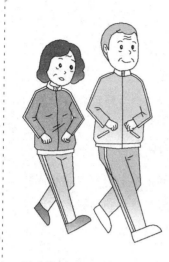

者，可以根据自身条件开展锻炼，以自身感觉舒适为原则。通常进行有氧运动，如慢跑、游泳、体操、太极拳等，每周锻炼3次以上，每次持续30分钟以上。久坐不动的上班族多缺乏运动，平时要多活动筋骨，以预防肥胖。

✺ 规律生活

"顺应自然好养生"，我们必须懂得顺应大自然来规范自己的饮食起居，了解每天什么时候起床好，什么时候睡觉好，什么时候吃饭好，不同的时间段吃什么有益健康等，只有拟定相对科学、完整的生活作息规律，才可以拥有健康的身体。

✺ 保持平衡的心理

有研究表明，只有心理平衡，身体健康才有保障。可以保持心理平衡的人抵抗力比普通人更好，更容易健康长寿，即使生病也比心理状态较差的人容易康复。平时应当懂得自我减压或转移注意力，也只有这样才可以保持精神方面的健康。

🍀 好习惯，是血管健康的强大后盾

一般来说，人体心脑血管疾病的发生反应还是比较"迟钝"的，就拿高血压、高血脂来说，当有明显的症状时，其实病情已经很严重了。其实，心脑血管疾病除了可以到医院进行定期检查之外，自己在家中也是可以进行检查的，有助于及早发现、及早治疗疾病。缺乏医学知识的普通人最好养成以下习惯。

✺ 居家自我检测

（1）高血压：一般正常的健康人的血压在一天中是不一样的。白天血压的波动在比较高的水平，晚上八点以后开始逐渐地下降，直到夜里2：00到3：00，血压会降到最低谷，而在凌晨的时候血压会急剧上

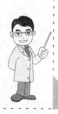

升。一般凌晨到上午6：00至8：00这个时间段，血压会达到最高峰。

确诊高血压病，是需要反复地测血压，如果结果显示总是高的话，那就是高血压了，建议在家中进行血压测量的，最好在每天的同一个时间段，同一侧肢体的同一个位置，还要是同一个体位下测量。

（2）高血脂：如果你发现自己出现以下症状，就要及时到医院检测血脂水平：①常出现头昏脑胀或与人讲话间隙容易睡着。早晨起床后感觉头脑不清醒，早餐后可改善，午后极易犯困，但夜晚很清醒。②睑黄疣是中老年妇女血脂增高的信号，主要表现在眼睑上出现淡黄色的小皮疹，刚开始时为米粒大小，略高出皮肤，严重时布满整个眼睑。③腿肚经常抽筋，并常感到刺痛，这是胆固醇积聚在腿部肌肉中的表现。④短时间内在面部、手部出现较多黑斑（斑块较老年斑略大，颜色较深），记忆力及反应力明显减退。⑤看东西一阵阵模糊，这是血液变黏稠，流速减慢，使视神经或视网膜暂时性缺血缺氧所致。

（3）糖尿病：血糖检测次数因人而异，血糖不宜控制的Ⅰ型糖尿病及胰岛素功能差的Ⅱ型糖尿病患者，每日可测4~8次，一般选三餐前及三餐后2小时、睡前测定，必要时加测夜里2~3点的血糖，病情稳定后逐渐减少测定的次数，一般一周测4~8次。

❋ 适当做些家务

心脑血管疾病患者平时不要太懒，应适当运动，其实做家务就是非常不错的运动方式。做家务的过程中可以活动筋骨，起到降脂、降压、平稳血糖、减肥的作用，而且能培养人的意志力和耐心，提升战胜疾病的信心。

❋ 控制体重

肥胖不仅影响美观，而且还会增加心血管疾病的发生几率。常见的疾病高血压、冠心病高血脂等，都和肥胖有一定的关系。已经患有心脑血管疾病的人更要进行饮食调理，形成良好的饮食习惯，远离甜食、油炸油腻食物等。

❋ 饭前喝碗汤

汤既富营养，又易消化吸收。常听人说"饭前喝汤，苗条健康"，其实是有一定的科学道理的，饭前喝碗汤能减少吸收 100～190 千卡的能量，而且不会增加胃肠负担。饭前喝汤可以让食物在胃内充分贴近胃壁，增加饱腹感，进而降低食欲、控制食量。一般而言，每餐前喝点汤都是有好处的，午餐时喝点汤可以减少热量的吸收。而晚餐不宜喝太多汤，以免在不知不觉中增加营养的吸收。饭前喝汤要喝低脂的汤，不宜用高脂食物做汤料，喝高脂汤不仅不能控制食欲，减轻体重，还会由于能量过剩而肥胖。

❋ 保证充足的睡眠

美国芝加哥大学曾对 578 名中年人进行了研究，结果显示，每天睡眠时间平均为 5 小时的人与平均睡 6 小时的人相比，5 年内患高血压的风险会增加 37%；如果睡觉打鼾，那么患高血压的风险会更高，进而使患冠心病、中风等心脑血管疾病风险明显增加。对于现代人而言，良好的睡眠是一种奢侈，想降低心血管疾病的发生风险，一定要注意劳逸结合，合理安排作息时间，进而确保足够的休息、睡眠时间。正常成年人每天需要 7～8 小时的睡眠，要努力提高睡眠质量，否则即使睡得再久也是徒劳。

✤ 高血脂患者要细嚼慢咽、喝对水

吃、喝是日常生活中必不可少的项目，也是人们每天都会经历的过程。可是很多人却以"忙碌"为借口应付了事，最终影响到了自身的健康状况。

❋ 细嚼慢咽好多处

细嚼慢咽的好处早在古代就已经被发现。在中枢神经系统中，专门存在控制饥饿和饱胀的中枢，有了中枢的调节信号，人在进餐的过程中

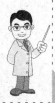

才能感觉到“饱”，而神经中枢有个接受信息并反馈信息的过程，需要一定的反应时间。所以，在进食速度过快的时候，哪怕所摄取的食物分量已经足够，但大脑并未来得及发送饱食信号，感觉还是没吃饱，就会继续吃东西，自然会导致过度进食。长期过度进食会让人体内热量过剩，这些热量会转变成脂肪，最终诱发肥胖。细嚼慢咽可以给大脑充分的反应时间，控制进食量，减少能量吸收，进而控制血脂和血糖水平。

胃肠的消化能力有限，若是不经过细嚼慢咽，过多的食物短时间内进入胃内来不及消化，分离将食物推向肠道，没有完全消化的食物被匆忙转移至肠道，不仅会造成营养丢失，还会加重肠道负担。久而久之，肠道的消化能力就会大幅度下降，进而诱发多种疾病。反之，吃饭时细嚼慢咽，让食物和唾液充分结合，唾液有助于促进食物消化的功能，反复咀嚼能将食物磨碎，减轻胃肠负担，使胃肠维持正常功能，人自然可以感觉更舒服。

✲远离饮水误区

饮水的目的不仅是为了补充水分，更有促进消化、排出废物、补充矿物质等作用，但是人们对饮水却存在很多误区。

有的人认为饮水越多越好，其实不然，一次大量饮水会违反人体的生理需求，反而会对人体造成伤害。水分超出人体的需求量，就会导致细胞膨胀，甚至导致“水中毒”，危害生命，正常的饮水量应当根据自己每日的活动量进行调节，通常每天饮用1.5～2升水，每次的饮水量控制在200毫升左右即可。

有的人喜欢用饮料代替饮水，这种做法也是不正确的，用饮料代替饮水会降低食欲，影响消化吸收功能，不能达到补水的目的。此外，如果长期饮用含糖较高的饮料，会导致你的热量过剩，增加心血管负担，对高脂血症患者而言更为不利。平时应当尽量少喝或不喝碳酸饮料，否则对控制血脂水平百害而无一利。其实纯净水也是不宜长期饮用的，因为长期饮用纯净水会导致营养失调，微量元素得到及时、有效的补充，

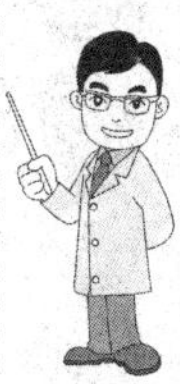

人体的免疫力就会下降，最终危害身体健康。

不要等到感觉到口渴了才去喝水，当人感觉到口渴的时候，其实身体已经严重缺水了。水能将体内的蛋白质、脂肪、碳水化合物、矿物质等营养物质稀释，使这些物质更容易被人体吸收利用。而且细胞的新陈代谢活动离不开水，只有在水充足的情况下，新陈代谢的过程才能正常进行，进而增强人体的抵抗力、免疫力。

❀ 高血脂不是胖人的"专利"

一提起高血脂，很多人都会联想到两个字"肥胖"，的确，肥胖者患高血脂的几率比较高，但并不意味着高血脂就是胖人的"专利"。瘦人同样会患高脂血症，因为每个人的生活习惯、饮食习惯、运动习惯各不相同，再加上遗传因素等，每个人的患病风险也不相同。

现代人的工作压力比较大，而且活动量比较少。每天上班后一动不动地坐在那里，精神紧张地工作等。种种因素加起来就会导致人体内的能量蓄积，引起体内的脂肪代谢紊乱。

英国研究人员曾经做过这样的试验，将110名男性实验者分为不同的三组：第一组36人，体型偏瘦，每周进行3次有氧运动，包括跑步、骑车等运动；第二组46人，同样体型偏瘦，但不进行运动；第三组28人，没有运动习惯的肥胖者。研究结果表明，虽然两组瘦人的体重和身高差别不大，但是经常运动的第一组人体内的总胆固醇和低密度脂蛋白水平要低于第二组，而且患心血管疾病的风险低。由此可见，体型偏瘦的人如果不经常进行运动，虽然身体内部的脂肪没有胖人那么多，但是血液里的胆固醇含量并没有明显改变。因此，患心脏病等疾病的概率与身体肥胖的人并没有什么区别。究其原因就在于心脏病和胆固醇含量有着密切关系，特别是当低密度脂蛋白含量较高时，易诱发动脉硬化等疾病。

体型偏瘦者并非和高脂血症完全绝缘，必须注意培养自己的健身意识，养成良好的运动习惯，经常参加简单的运动，持之以恒，才能摆脱高血脂。

瘦人患高脂血症者的主要特点就是低密度脂蛋白偏高，高密度脂蛋白水平比正常人低很多，此类患者易患心脑血管疾病。心血管专家强调，我国平均每年有 3000 万人死于心血管疾病，就是因为对其没有正确的认识，导致这一数据一直呈上升趋势。有数据显示，血液中的胆固醇水平平均降低 1%，冠心病的发生概率就会降低 2%。但是由于高脂血症早起并没有明显的临床症状，因此容易被忽视，不重视早期治疗和诊断。这种错误的观点主要源于人们对高血脂没有清楚的认识，再加上很多瘦人误认为自己根本不会患高脂血症。因此，在饮食和生活方面不加以节制，一旦发生症状，就会比其他人更严重。因此，瘦人也必须定期体检，监测血脂水平。

🍀 胆固醇低就一定好吗 🐝

提起胆固醇，很多人都会出现一副"嫌弃"的表情，觉得只要有它存在，自己的身体健康就会受到负面影响，其实不然，因为胆固醇水平并不是越低越好，应该懂得用正确的态度辩证地看待胆固醇。

胆固醇是维持人体生理功能的重要物质，尤其是正处在生长发育期的儿童，一定要有摄入足够的胆固醇才能保证身体健康。如果胆固醇水平偏低，就会影响到免疫系统功能，进而影响整体健康。

血脂是保障人体健康的生理物质，胆固醇参与着能量的产生和贮存，同时作为一种基本原料，参与肾上腺皮质激素、雄激素、雌激素的合成。如果体内的血脂水平过低，无法开展正常的生理活动。对于老年人而言，如果胆固醇水平过低，对身体的危害就会更大。年龄超过 70 岁，胆固醇水平过低会严重影响人体健康，其危险性甚至比胆固醇过高的影响还大。虽然随着胆固醇水平的下降，脑出血的发病率也随之降低，尤其是当低密度脂蛋白不足 1.8 毫摩尔/升时，会增加脑出血的风险。

高密度脂蛋白被看作血脂成分中的"好帮手"，因为它可以对抗动脉粥样硬化。有研究表明，血液中超过 60% 的胆固醇和低密度脂蛋白结合，会诱发低密度脂蛋白升高，从而导致总胆固醇偏高。高密度脂蛋白的性能比较独特，如果碰到体内衰老死亡细胞上的胆固醇，便能将其回收，之后经过血液运输后排出体外，起到清洁的作用。

人体的免疫功能必须在胆固醇的配合下才可以完成。胆固醇是类固醇激素的基本原料，而类固醇激素和人的生理反应、水和电解质代谢、生殖繁衍密切联系。如果体内缺乏胆固醇，则不能生成类固醇激素，整个人体则无法正常运转，健康状况也会越来越差。

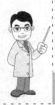

第五章

食物中的"清道夫"，疏通血管不在话下

❋ 蔬 菜 ❋

🍀 芹菜，疏通血管降血压 🐝

性味归经 性凉，味甘、辛，无毒，入肺、胃、肝经。

芹菜一年四季可食，是具有较高药用价值的蔬菜。起初仅作为观赏植物种植，后作食用。

芹菜分为水芹和旱芹两种，二者功能相近，药用以旱芹为佳。由于芹菜有促进性兴奋的作用，西方称之为"夫妻菜"。

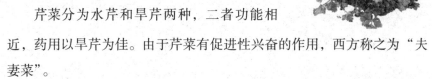

食用方法

芹菜可炒、拌、烩或做配料，也可作馅心。

养血管功效

芹菜是一种富含膳食纤维的蔬菜，且富含钾、钙、镁等矿物质元素，以及胡萝卜素等维生素。高钠的摄入是促发高血压产生的一大原因，而高钾则与它相反，有降血压的作用。钾通过扩张血管、降低血管阻力与增加尿钠的排泄，来抵抗高钠的升血压作用，同时伴随心脏病、中风等风险的降低。

健康隐患
"通"出去

—— 心情好、血管通、病就少

宜	芹菜+百合：可润肺益肾、止咳平喘。
	芹菜+西红柿：可降血压。
	芹菜+山楂：可降血脂、消食、通便。
	芹菜+香菇：可延缓衰老。
	芹菜+花生：可预防心血管疾病、降血压。
	芹菜+武昌鱼：可降血压、利水、疏通血管。
忌	芹菜+兔肉：会引起脱发。
	芹菜+河蟹：影响蛋白质的吸收。
	芹菜+黄豆：降低铁的吸收。
	芹菜+菊花：一起吃会引起呕吐。
	芹菜+毛蛤蜊：将所含的维生素 B_1 全部破坏。
	芹菜+虾：伤元气。

适宜人群

宜 一般人群均可食用。便秘者、高血压患者可经常食用芹菜。

忌 芹菜性凉质滑，故脾胃虚寒，肠滑不固者、血压偏低者、婚育期男士应少吃芹菜。

美肴亲荐

芹菜小米粥　　取芹菜、小米、粳米各适量。芹菜去根、洗净，切碎末；小米洗净，浸泡20分钟，捞出；粳米洗净，浸泡30分钟，与小米同放入锅中，加入适量水，大火煮成粥。粥至八分熟时放入芹菜，待粥熟时调味即可。此粥能调理肠胃，改善睡眠，疏通血管。适合睡眠不实、脾胃不和者食用。

🍀 菠菜，调节血脂又补血 🐝

 性凉，味甘，归胃、小肠经。

菠菜原产波斯，唐朝时传入我国。目前，菠菜在我国各地普遍栽培，是一年四季都有的蔬菜，但以春季为佳。其根红叶绿，鲜嫩异常，古代中国人称之为"红嘴绿鹦哥"。菠菜的品质柔嫩可口，又因其含有丰富的营养素，被阿拉伯人称为"蔬菜之王"。菠菜营养丰富，美国《时代》杂志将其列为现代人十大最健康食品的第二位。

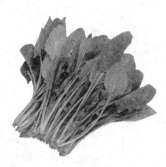

食用方法

菠菜可以焯水后凉拌，可以炒、烩、做汤，味道鲜美，清脆可口，能提升食欲。菠菜中含有丰富的叶酸，而腐竹中则含有大量的磷脂，两者一同食用可以保护血管，防止心脑血管疾病。

养血管功效

苹果富含类黄酮，菠菜硝酸盐的含量较高，两者在体内会出现化学反应，产生一氧化氮，进而增加血流量，促进血管扩张，增强血管功能。

搭配宜忌 ➤

宜 ✔	菠菜+花生酱：有利于维生素的吸收。
	菠菜+鸡蛋：能提高维生素B_{12}的吸收。
	菠菜+杨桃：可防止细胞氧化，还有助于防老抗癌。
忌 ✘	菠菜+黄瓜：黄瓜含有维生素C分解酶，而菠菜含有丰富的维生素C，所以二者不宜同食。

菠菜+牛奶：菠菜中的草酸会和牛奶中的钙结合生成不被人体吸收的草酸钙。

菠菜+豆腐：菠菜中含大量草酸，豆腐含钙离子，一旦菠菜和豆腐里的钙质结合，会影响钙的吸收。

菠菜+猪肝：猪肝中含有丰富的铜、铁等金属元素物质，一旦与含维生素 C 较高的菠菜结合，金属离子很容易使维生素 C 氧化而失去本身的营养价值。动物肝类、蛋黄、大豆中均含有丰富的铁质，不宜与含草酸多的菠菜同吃。

菠菜+黄豆：若与黄豆同吃，会对铜的释放量产生抑制作用，导致铜代谢不畅。

适宜人群

宜 菠菜烹熟后软滑易消化，特别适合老、幼、病、弱者食用。电脑工作者、爱美的人应常食菠菜。糖尿病人（尤其 II 型糖尿病人）经常吃菠菜有利于血糖保持稳定。

忌 患有肾结石的人、正在服用钙片治疗的人、腹泻病人均不宜吃菠菜。

美肴亲荐

菠菜拌黑木耳

取菠菜、黑木耳各 100 克，胡萝卜丝 20 克，姜末、盐、醋、香油、蒜油、味精各适量。菠菜去叶取根茎洗净切段；黑木耳浸好洗净切丝。菠菜茎、黑木耳均入沸水中氽烫，捞起用凉水漂凉。将处理好的菠菜茎、黑木耳、胡萝卜丝、姜末加盐、味精、醋，淋香油、蒜油拌匀即成。此菜颜色艳丽，口味鲜香，营养丰富，可增进食欲，疏通血管，增强体质。

黄瓜，疏通血管又减肥

 性味归经 性凉，味甘、甜、苦，无毒，入脾、胃、大肠经。

黄瓜最初被叫做"胡瓜"，这是因为它是西汉时从西域引进的，李时珍曾说："张骞使西域得种，故名胡瓜。"黄瓜是餐桌上的"平民"蔬菜，它可以生吃、熟

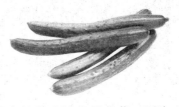

吃，吃法很多。黄瓜是一种备受人们特别是女性青睐的水果蔬菜，因为黄瓜不仅营养丰富，而且具有美容瘦身的功效，因此被人们称为"厨房里的美容剂"。

食用方法
黄瓜可以直接当成水果吃，可以凉拌、炒、腌制等。

养血管功效
黄瓜不仅含水量高，能败火健脾，还具有高钾低钠的特点，有降低血压、保护血管的作用。

搭配宜忌 ▶

宜 ✔	黄瓜＋木耳：能排毒、减肥。
	黄瓜＋豆腐：解毒消炎、润燥平胃。
忌 ✘	黄瓜＋花生：易引起腹泻。
	黄瓜＋辣椒或芹菜：维生素C会被破坏。

适宜人群 ▶

宜 一般人群均可食用。尤其适合糖尿病、肝脏病、高脂血症以及高血压患者。

忌 有肝病、心血管病、肠胃病以及高血压的人，都不要吃腌黄瓜；脾胃虚弱、腹痛腹泻、肺寒咳嗽的老人应少吃黄瓜。

香菜黄瓜汤

取黄瓜 250 克，香菜 25 克，生姜、盐、胡椒粉、鸡粉、香油各适量。黄瓜洗净切丝，香菜洗净切段。生姜去皮，洗净后切丝。锅中加适量清水，加鸡粉、姜丝煮滚，放入黄瓜丝煮开，调入盐、胡椒粉，撒香菜段，滴香油即可。此菜肴有健胃消食、排毒养颜、疏通血管、减肥的功效。

🍀 油菜，减少脂类吸收 🐝

性味归经 性凉，味辛、甘，入脾、胃、肺经。

油菜是十字花科植物油菜的嫩茎叶，原产我国，颜色深绿，帮如白菜，属十字花科白菜变种。南北广为栽培，四季均有供产。

食用方法

油菜要先放入洗涤液或淘米水中浸泡，再用清水冲洗。现切现做，急火快炒，既能保持口感鲜脆，又能保证营养成分不被破坏。

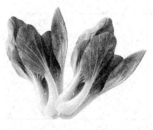

养血管功效

油菜有促进血液循环、散血消肿的作用，还有一定的美容效果。油菜为低脂肪蔬菜，且含有膳食纤维，能与胆酸盐和食物中的胆固醇及甘油三酯结合，并从粪便中排出，从而减少脂类的吸收，故可用来降血脂。孕妇产后瘀血腹痛、丹毒、肿痛脓疮者，可通过食用油菜来辅助治疗。

搭配宜忌 ▶

| 宜 ✓ | 油菜＋豆腐：止咳平喘，增强机体免疫力。 |
| | 油菜＋鸡肉：强化肝功能、抵御皮肤过度角质化。 |

宜	油菜＋香菇：预防癌症。 油菜＋虾仁：油菜内含维生素C、钙，可消肿散血、清热解毒；虾仁含钙多，两者同食可提高钙质、补肾、对腰腿疼等有良效。
忌	油菜＋山药：影响营养素的吸收。 油菜＋南瓜：降低油菜的营养价值。

适宜人群

宜 一般人均可食用，特别适宜患口腔溃疡、口角湿白、齿龈出血、牙齿松动、瘀血腹痛、癌症患者。

忌 痧痘、孕早期妇女、目疾患者、小儿麻疹后期、疥疮、狐臭等慢性病患者要少食油菜。

美肴亲荐

香菇油菜粥 取油菜150克，香菇50克，粳米100克，食用油、盐适量。将香菇用温水浸泡后切丁，油菜洗净切块，然后将二料下油锅煸炒入味后盛起。将粳米洗净后放入沸水锅内煮沸，改用小火煮熟，加入炒好的香菇油菜继续煮熬，至粥熟后即可食用。此菜粥有活血消肿、补肝健胃的作用。常食此粥可使眼睛明亮，抗衰老，并有减肥之功效。

❀ 荠菜，降低血管通透性 🐝

性味归经 性平，味甘，入肝、心、肺经。

荠，十字花科荠属一年生或二年生草本植物，高可达50厘米，茎

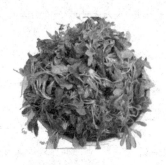

直立，基生叶丛生呈莲座状，叶柄长5～40毫米，茎生叶窄披针形或披针形，总状花序顶生及腋生，萼片长圆形，花瓣白色，花果期4～6月。荠生长在山坡、田边及路旁，野生，偶有栽培。中国各省区均有分布，全世界温带地区广泛分布。

食用方法

荠菜可炒食、凉拌、作菜馅、菜羹，食用方法多样，风味特殊。

养血管功效

荠菜所含的荠菜酸，是有效的止血成分，能缩短出血及凝血时间；还含有香味木昔，可降低毛细血管的渗透性，起到治疗毛细血管性出血的作用。

搭配宜忌 ▶

宜 ✔

荠菜＋黄鱼：防治缺铁性贫血。
荠菜＋豆腐：清热降压。
荠菜＋鸡蛋：缓解眩晕头痛。

忌 ✘

芥菜＋鲫鱼：二者同食会产生某些刺激性物质，进入肺肾，特别是肾，使二脏宣导失常，也会引发水肿。

适宜人群 ▶

宜 适合痢疾、水肿、淋病、乳糜尿、吐血、便血、血崩、月经过多、目赤肿痛等患者。

忌 荠菜可宽肠通便，故便溏者慎食。体弱虚寒的人，尤其是女性，通常在月经前后，很容易出现体弱虚寒的现象，所以那段时间，尽量别吃荠菜。

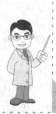

取荠菜、荸荠各 100 克，水发香菇 50 克，植物油、湿淀粉、麻油、精盐、味精各适量。荠菜去除老黄叶片，清水洗净，取刀碎成末；荸荠去皮和香菇一起放入清水里洗净，各切成小丁状；炒锅上旺火，放油烧热，倒入菜丁翻炒后，注入适量清水，煮沸，倒入荠菜末，再煮 15 分钟，放入精盐、味精、麻油调味，以适量淀粉勾芡即成。此菜肴鲜香可口，清热降压。

茼蒿，补脑降血压

性味归经 性温，味甘、涩，入肝、肾经。

茼蒿又称同蒿、蓬蒿、蒿菜、菊花菜、塘蒿、蒿子杆、蒿子、蓬花菜、桐花菜（在福建等地也叫鹅菜、义菜），为菊科一年生或二年生草本植物，叶互生，长形羽状分裂，花黄色或白色，与野菊花很像。瘦果棱，高二三尺，茎叶嫩时可食，亦可入药。在中国古代，茼蒿为宫廷佳肴，所以又叫"皇帝菜"。

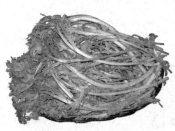

食用方法
茼蒿可清炒、凉拌、涮锅。

养血管功效
茼蒿含有新鲜且为深绿色的色素，叶绿素具有去除胆固醇的功效；茼蒿具有四种强化心脏的药效成分，它的香味是茼蒿特有的药效成分。

搭配宜忌

 宜 茼蒿+鸡蛋：帮助充分吸收维生素A。

茼蒿+蜂蜜：预防便秘。

 忌 茼蒿+柿子：易伤胃。

茼蒿+胡萝卜：会破坏维生素C。

茼蒿+醋：降低营养价值。

适宜人群

宜 一般人群均可食用。尤适宜高血压患者、脑力劳动者、贫血者、骨折患者。

忌 茼蒿辛香滑利，脾虚泄泻者不宜多食；茼蒿气浊、上火，一次忌食过量。

美肴亲荐

茼蒿炒猪心

取茼蒿350克，猪心250克，葱花、食用油适量。将茼蒿去梗洗净切段、猪心洗净切片。锅中放食用油烧热，放葱花煸香，投入猪心片煸炒至水干，加入盐、料酒、白糖，煸炒至熟，放入茼蒿继续煸炒至猪心片熟、茼蒿入味，加入味精即可。此菜肴有输送血管、补血养血的功效，适用于心悸、烦躁不安、头昏失眠、神经衰弱等病症。

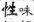 **洋葱，扩张血管、降血脂**

性味归经 性温，味辛，入心、脾、胃经。

洋葱，别名球葱、圆葱、玉葱、葱头、荷兰葱、皮牙子等，属百合

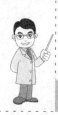

科、葱属二年生草本植物。洋葱可用于降低血压、提神醒脑、缓解压力、预防感冒。此外，洋葱还能预防骨质疏松，是适合中老年人的保健食物。

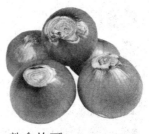

食用方法

洋葱切去根部，剥去老皮，洗净泥沙，生、熟食均可。

养血管功效

洋葱含有前列腺素A，能降低外周血管阻力，降低血黏度，洋葱还能清除体内氧自由基，增强新陈代谢能力，抗衰老，预防骨质疏松，从这个角度来讲，确实有软化血管的作用。

搭配宜忌

宜	洋葱＋苦瓜：提高机体的免疫力。
	洋葱＋鸡蛋：提高人体对维生素C和维生素E的吸收率。
	洋葱＋大蒜：防癌抗癌抗菌消炎。
	洋葱＋羊排：两者同食能够有效增强机体免疫力。
忌	洋葱＋虾：形成草酸钙产生结石。
	洋葱＋蜂蜜：同食会伤眼睛，引起眼睛不适，严重会失明。

适宜人群

宜 高血压、高血脂、动脉硬化等心血管疾病患者适宜食用，糖尿病、癌症、急慢性肠炎、痢疾患者适宜食用。消化不良、饮食减少和胃酸不足者适宜食用。

忌 表虚多汗者忌食。眼病患者最好也不要食用洋葱。另外，消化系统溃疡的患者、肠胃容易积气的人都不宜吃太多洋葱。凡有皮肤瘙痒性疾病和患有眼疾、眼部充血者忌食。肺胃发炎者少食。正常人也不可过量食用，因其易产生挥发性气体，过量食用会产生胀气和排气过多，给人造成不快。

肉丝炒洋葱

取洋葱300克，精肉200克，食用油适量。将洋葱、猪肉洗净切细丝，略加淀粉拌入肉丝内；锅烧热，将食用油入锅，下肉丝爆炒断生后，盛盘中待用。洋葱入油锅中煸出香味后，下肉丝，翻炒片刻，酌加调味品，待洋葱九成熟时，即可起锅。此菜肴具有温中健体、辛香开胃、促进血液循环的功效。适用于胃阳不足、纳呆食少、体虚易于外感等病症。

西红柿，保持血管弹性

性味归经 性凉，味甘、辛，无毒，入肺、胃、肝经。

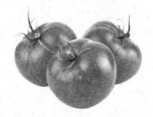

西红柿是全世界栽培最为普遍的果菜之一。番茄成熟时鲜红欲滴，红果配绿叶，十分美丽诱人。起初只是把它作为一种观赏植物来对待。据记载，十六世纪，英国有位公爵非常喜欢番茄这种观赏植物，于是如获至宝一般将之带回英国，并将其作为爱情的礼物献给了情人。从此，"爱情果""情人果"之名就广为流传了。

食用方法

西红柿营养丰富，别具风味，可以生食、煮食，也可以被加工成番茄酱、汁或罐头食品。

养血管功效

西红柿所含的维生素C、芦丁、番茄红素及果酸，可降低血胆固醇，预防动脉粥样硬化及冠心病；所含的钾，有降压、利尿作用。

搭配宜忌

宜	西红柿+西兰花：可抗癌。
	西红柿+茭白：可清热解毒、利尿降压。
	西红柿+芹菜：可降血压。
	西红柿+鸡蛋：可预防心血管疾病、补充维生素。
	西红柿+卷心菜：预防癌症促进血液循环。
	西红柿+菜花：降血脂、降血压。
忌	西红柿+鳙鱼：不利于营养吸收。
	西红柿+白酒：一起吃会感觉胸闷，气短。
	西红柿+咸鱼：一起吃易产生致癌物。
	西红柿+鱼：不利营养吸收。
	西红柿+螃蟹：会引起腹痛、腹胀。
	西红柿+南瓜：会降低营养。

适宜人群

宜 一般人群均可食用。尤其适合肾虚者、白血病患者、贫血患者、高血压患者以及爱美人士。

忌 西红柿不适宜于急性肠炎、菌痢及溃疡活动期患者食用。

美肴亲荐

 西红柿炖豆腐 取西红柿2个，豆腐1块，盐、豌豆各适量。西红柿洗净，切片；豆腐冲洗，切条；油锅烧热，放入西红柿煸炒，至汤汁状，下入豆腐和豌豆，加适量水，大火烧开后转小火慢炖，10分钟后收汤，加盐调味即可。此菜肴有通血管、降血脂的功效。

紫甘蓝，防止血管损伤

性味归经 性平，味甘，入脾、胃经。

紫甘蓝又称红甘蓝、紫洋白菜或紫茴子白，俗称紫包菜，十字花科、芸薹属甘蓝中的一个变种，结球甘蓝中的一个类型。由于外叶和叶球呈紫红色，故称为紫甘蓝，也叫紫圆白菜。叶片紫红、叶面有蜡粉、叶球近圆形。

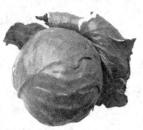

食用方法
紫甘蓝可凉拌、炝、炒。

养血管功效
紫甘蓝能够给人体提供一定量的具有重要作用的抗氧化剂：维生素 E 与维生素 A 前身物质（β-胡萝卜），这些抗氧化成分能够保护身体免受自由基的损伤，并能有助于细胞的更新。它有强身健体的作用，经常食用能够增强人的活力，提高免疫力，减少心血管病的风险。

搭配宜忌

宜	紫甘蓝＋虾米：强壮身体、防癌抗病。
	紫甘蓝＋鲤鱼：营养吸收更全面。
	紫甘蓝＋紫菜：能吸收到更高的营养。
忌	紫甘蓝＋苹果：影响维生素的吸收。

适宜人群

宜 一般人群均可食用。

忌 患有皮肤瘙痒性疾病，眼部充血患者忌食；肺部发炎患者少食；腹腔和胸外科手术后，胃肠溃疡及出血特别严重时，以及患有腹泻及肝病时不宜食用。

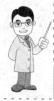

凉拌紫甘蓝

取紫甘蓝200克，鸡粉、食盐、白芝麻、火麻油、盐、白糖、白醋、鸡精各适量。紫甘蓝洗净，切丝，加入适当盐和糖腌制一会儿，把多余的水分倒掉；准备调味汁：盐、白糖、白醋、火麻油、鸡精，将调味汁倒入紫甘蓝中拌匀，撒上白芝麻。紫甘蓝营养丰富，尤以丰富的维生素 C、较多的维生素 E 和维生素 B 族，以及丰富的花青素甙和纤维素等，对高血压、糖尿病患者有帮助，而用火麻油拌的紫甘蓝更有利于降血压。

西蓝花，清理血管

性味归经 性平，味甘，入肾、脾、胃经。

西蓝花原产于欧洲地中海沿岸，是美国《时代》杂志推荐的 10 大健康食品之一。西蓝花营养丰富，所含的营养高于其他蔬菜，日本的一项研究显示：西蓝花的平均营养价值及防病作用远远超出其他蔬菜，名列第一，所以西蓝花被誉为"蔬菜皇冠"。可以说，西蓝花是一种营养成分齐全的高品质营养型蔬菜。古代西方人曾把西蓝花称为"天赐的良药""穷人的医生"。

食用方法
西蓝花可以焯水凉拌，还可以直接烩、炒。

养血管功效
西蓝花中的维生素 K 能维护血管的韧性，不易破裂。其中含有的类黄酮除了可以防止感染，还是最好的血管清洁剂。

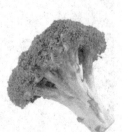

搭配宜忌

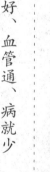

宜	西兰花＋虾：补脾和胃。
	西兰花＋墨鱼：提高免疫力、促进消化。
	西兰花＋鸡肉：增强肝脏解毒能力、提高免疫力。
	西兰花＋牛肉：补充能量、补充营养。
	西兰花＋蘑菇：防癌抗癌。
	西兰花＋枸杞：促进营养物质的吸收。
忌	西兰花＋牛奶：影响钙的吸收。
	牛肝＋西兰花：牛肝中的铜会使西蓝花中的维生素C氧化，从而失去营养价值。

适宜人群

宜 一般人均可食用。孕妇、老人以及皮肤受到碰撞伤害的人尤其适合食用。

忌 红斑狼疮患者忌食西兰花。

美肴亲荐

鲜虾煲西蓝花

取鲜基围虾200克，西蓝花125克，水发粉丝20克。食盐4克，香油20毫升。将鲜基围虾洗净，西蓝花洗净掰成小朵，水发粉丝洗净切段备用。净锅上火倒入水，调入食盐，下入鲜基围虾、西蓝花、水分粉丝煲至熟，淋入香油即可。西蓝花营养丰富，虾肉质松软，易消化，对老人、身体虚弱以及病后需要调养的人来说是极好的食物；虾中含有丰富的镁，能很好地保护心血管系统，可减少血液中胆固醇含量，防止动脉硬化，同时还能扩张冠状动脉，有利于预防高血压及心肌梗死。

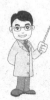

芦笋，扩张末梢血管

 性寒，味甘，入肺、胃经。

芦笋，学名石刁柏，是一个春天的蔬菜，多年生开花植物。像它的表兄弟韭，葱，蒜，它一度被归入百合科。未出土的呈白色称为白笋，出土后呈绿色称为绿笋。

食用方法

芦笋虽好，但不宜生吃，宜焐、炒、煲汤等。

养血管功效

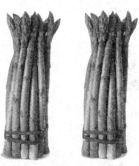

芦笋可以抑制血脂及肝脂的上升，并对高脂血症动物有一定治疗作用。经常食用可消除疲劳，降低血压，改善心血管功能，增进食欲，提高机体代谢能力，提高免疫力，是一种高营养保健蔬菜。

搭配宜忌

宜	芦笋+螃蟹：强化骨骼。
	芦笋+百合：抗癌。
	芦笋+白果：润肺定喘。
	芦笋+猪肉：有利于人体维生素 B_{12} 的吸收。
忌	芦笋+瓠瓜：加重脾胃虚寒。
	芦笋+西葫芦：加重脾胃虚寒。

适宜人群

宜 一般人群均可食用。

忌 痛风患者不宜多食。

鲜香菇炒芦笋

芦笋250克，鲜香菇4朵，红椒1小块，黄椒1小块，干辣椒4个，蒜1瓣，姜1小块，酱油、盐、油各适量。芦笋洗净切段；沸水中滴几滴油加少许盐，将芦笋焯烫一下捞出用凉水过凉；黄红彩椒切小菱形块；干辣椒切小段，蒜切片；姜切丝；香菇洗净切小片；热油锅，倒入干红辣椒、姜、蒜末爆香；再倒入香菇片翻炒至软；加入焯过的芦笋和彩椒，淋入少许酱油，再加适量盐调味，翻炒至断生后盛出即可。此菜肴有通血管、降血脂的功效。

🍀 土豆，促进钠离子排出 🐝

性味归经 性平、味甘，入脾、胃经。

土豆可供食用，是重要的粮食、蔬菜兼用作物，与稻、麦、玉米、高粱一起被称为全球五大农作物。土豆能满足人体全部营养需要的95%，所含的蛋白质比大米还要多，且蛋白质中的8种氨基酸大大超过谷物的含量，被营养学家称之为"十全十美的食物"和"长寿食品"。

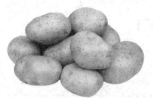

食用方法

土豆宜去皮吃。土豆切开后容易氧化变黑，这属于正常现象，不会造成危害。通常可以把切好的土豆片、土豆丝放入水中，去掉多余的淀粉以便烹调，但不要泡得太久，以避免水溶性维生素的流失。

养血管功效

土豆所含的钾能取代体内的钠，同时能将钠排出体外，有利于高血压和肾炎水肿患者的康复。

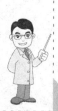

搭配宜忌

 宜 ✔

土豆+豇豆：豇豆的营养成分能够让人头脑宁静，并且能够对消化系统进行调理，能消除胸膈胀满，所以豇豆和土豆搭配，可以防治急性肠胃炎、防治呕吐、腹泻等。

土豆+牛里脊：保护胃黏膜。

土豆+肥牛：同食不仅味道好，并且马铃薯富含叶酸，有着保护胃黏膜的功效。

忌 ✘

土豆+西红柿：土豆会在人体的胃肠中产生大量的盐酸；西红柿在较强的酸性环境中会产生不溶于水的沉淀，从而导致食欲不佳，消化不良。

土豆+香蕉：两者所含有的元素会发生化学作用并产生一定的毒素，这些毒素会导致人们长斑。

土豆+石榴：石榴和土豆一起吃会引起中毒。

适宜人群

宜 一般人均可食用。

忌 脾胃虚寒者、孕妇忌食土豆。

美肴亲荐

炒土豆丝

土豆2个，红辣椒3个，精盐、食用油、糖、味精、白醋、植物油各适量。将土豆洗净，切丝，用水过一下去淀粉；红辣椒切丝。起油锅，油不要太多，放入精盐，油至七分热放入土豆丝翻炒。至土豆丝渐显黄色变软，加适量糖、味精调味，放入红辣椒丝，淋少许白醋，翻炒一下后起锅。有健脾利湿、宽肠通便、降糖降脂的功效。

食物中的『清道夫』，疏通血管不在话下

苦瓜，降脂降糖

性味归经 性寒，味苦，入脾、胃、心、肝经。

苦瓜以味得名，因"苦"字不好听，粤人又唤做凉瓜。苦瓜虽然具有特殊的苦味，但仍然受到大众的喜爱。我国民间自古就有"苦味能清热""苦味能健胃"之说。民间谚语云："人讲苦瓜苦，我说苦瓜甜。甘苦任君择，不苦哪有甜。"苦瓜与其他食物一起煮、炒，从不会把苦味传给别的食物，所以又有"君子菜"之称。

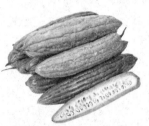

▌食用方法

苦瓜可以凉拌、炝、炒、煲汤。

▌养血管功效

苦瓜中含有丰富的苦味貳和苦味素，这些物质可以有效达到降血糖、降血脂、抗肿瘤、预防骨质疏松、调节内分泌、抗氧化、抗菌以及提高人体免疫力等作用，是非常好的保健食物。特别是苦瓜中含有的苦瓜多肽类物质，经常有调节血脂、血糖及增强免疫力的作用，所以苦瓜是辅助改善糖尿病的佳品。苦瓜中的苦味素被誉为"脂肪杀手"，能使摄取的脂肪和多糖减少，所以，多吃苦瓜，即使不节食，也可以达到一定的减肥效果。

 搭配宜忌 ▶

宜	
	苦瓜＋玉米面：清热解暑。
	苦瓜＋辣椒：润肤容颜、抗老防衰、健美、明目。
	苦瓜＋青椒：抗衰老。
	苦瓜＋茄子：对缓解心血管疾病有良好功效。
	苦瓜＋洋葱：提高机体的免疫力。

| 忌 | 苦瓜＋山竹：会导致身体不适。 |
| | 苦瓜＋猪排：形成草酸钙阻碍钙的吸收。 |

适宜人群

宜 老少皆宜，尤其适合急性痢疾患者、癌症患者和糖尿病患者。

忌 孕妇、脾胃虚寒者慎食。

美肴荐荐

苦瓜拌芹菜

取芹菜、苦瓜各150克，芝麻酱50克，精盐、味精、酱油、醋、蒜泥、芝麻酱适量。将芹菜去掉根和叶片，留取叶柄，洗净切段，用开水焯一下，晾凉备用。将苦瓜削皮去瓤切成细丝，用开水焯一下，过凉开水，沥净苦瓜丝中的水分，和芹菜拌在一起。芝麻酱用凉开水调成稀糊，加入精盐、味精、酱油、醋、蒜泥与菜调匀，盛入盘内食用。此菜具有清热利水、凉肝降压的功效，适用于高血压患者食用。

🍀 胡萝卜，预防血管硬化 🐝

性味归经 性微温，味甘、辛，入肺、脾经。

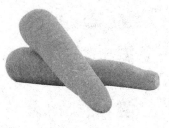

胡萝卜颜色靓丽，脆嫩多汁，芳香甘甜，故胡萝卜一直是人们喜爱的养生食品。胡萝卜中含有胡萝卜素，对人体有滋补作用，与人参相似，故有"小人参"的美誉。在婴幼儿的喂养中，胡萝卜常常作为有营养的辅食，可以为婴儿顺利过渡到成人膳食打好基础。

食用方法

胡萝卜可生食、炒食、煮食，也可榨汁饮服。

养血管功效

胡萝卜中所含的懈皮素、山标酚能增加冠状动脉血流量，降低血脂。而且其丰富的营养物质能够促进肾上腺素的合成，达到降压、强心的作用。对于高血压、冠心病患者有非常好的治疗效果。

搭配宜忌

宜 ✔	**胡萝卜＋比目鱼**：防癌抗癌。
	胡萝卜＋大米：改善胃肠功能。
	胡萝卜＋蜂蜜：排毒。
	胡萝卜＋圆白菜：减少癌细胞的产生。
	胡萝卜＋羊排：同食适于营养不良、贫血、头晕、大便干燥的患者，可以补虚益气、增进血液循环、提高御寒能力。
忌 ✘	**胡萝卜＋山药**：胡萝卜中含维生素C分解酶，若山药同食，维生素C则被分解破坏。
	胡萝卜＋冬虫夏草：影响冬虫夏草的吸收利用。
	胡萝卜＋辣椒：降低营养价值、影响维生素C的吸收。
	胡萝卜＋醋：胡萝卜素就会完全被破坏。
	胡萝卜＋山楂：破坏山楂中的维生素C。

适宜人群

宜 老少皆宜，更适合高血压、动脉粥样硬化患者以及食积、腹胀者。

忌 胡萝卜宜熟食，多食损肝难消化，生食伤胃，过食会引起全身皮肤发黄。胡萝卜有降血糖成分，血糖低者少食或慎食。

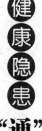
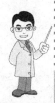

牛肉 500 克，胡萝卜 1 根，葱段、姜末、料酒、盐、味精、植物油各适量。牛肉洗净，切块，汆烫；胡萝卜洗净，去皮，切块。油锅烧热，放入姜末炒香，下牛肉，烹料酒，加适量清水，炖煮至八成熟，加入胡萝卜同炖至熟，加盐，味精调味，撒上葱段即可。此菜肴有健脾益胃、养血润肌的功效。

🍀 白萝卜，降血压，促消化 🐝

性味归经 性凉，味辛、甘，归脾、肺经。

白萝卜是一种大众蔬菜，上至达官贵人，下至平民百姓，餐桌上总少不了白萝卜的身影。白萝卜营养丰富，在我国民间有"萝卜上市、医生没事""萝卜进城，医生关门""冬吃萝卜夏吃姜，不劳医生开药方""萝卜一味，气煞太医"之说。

食用方法

白萝卜可生食、拌、炒、炖、煲汤。

养血管功效

白萝卜含有大量的维生素 C，可以有效抑制癌细胞的生长，这种物质对防癌抗癌有着非常重要的作用。因此，常吃白萝卜能够达到降血脂、软化血管、稳定血压的作用，预防冠心病、动脉硬化、胆结石等疾病。

宜 ✔	白萝卜+豆制品：有利于消化。
	白萝卜+紫菜：清肺热治咳嗽。
	白萝卜+鹅肉：润肺止咳。
	白萝卜+羊肉：消积滞、化痰热。
忌 ✘	白萝卜+首乌：身体不适。
	白萝卜+银耳：易患皮炎。
	白萝卜+丝瓜：伤元气。
	白萝卜+藕：生食寒性较大。
	白萝卜+猪腰：影响消化。
	白萝卜+胡萝卜：白萝卜中的维生素 C 会被破坏。

适宜人群

宜 一般人群均可食用，尤其适合大便不畅、胃胀烧心者，急慢性气管炎、咳嗽痰多、气喘者食用。

忌 白萝卜为寒凉蔬菜，阴盛偏寒体质、脾胃虚寒者不宜多食。胃及十二指肠溃疡、慢性胃炎、单纯甲状腺肿、先兆流产、子宫脱垂等患者也应少食白萝卜。

美肴亲荐

鲤鱼白萝卜汤

白萝卜100克，鲤鱼1条，食用油、料酒、精盐、葱、姜、鸡汤等适量。将鲤鱼去鳞、去内脏，洗净切花刀；白萝卜洗净，切小块备用。食用油入锅，烧至七成热，将鱼下锅煸一下，煸后加适量水，用大火煮沸，然后换小火继续煮。当鱼汤呈乳白色时，加入白萝卜，再煮15分钟，加入葱、姜、鸡汤和适量精盐，稍煮即可。健脾养胃，滋阴清肺，养血补气。

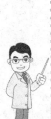

🍀 荸荠，调节代谢，平衡降血压 🐝

性味归经 性平，味甘，归肺、胃经。

荸荠又名马蹄、水栗、乌芋、菩荠等，属单子叶莎草科，为多年生宿根性草本植物。有细长的匍匐根状茎，在匍匐根状茎的顶端生块茎，俗叶荸荠。秆多数，丛生，直立，圆柱状，有多数横隔膜，干后秆表面现有节，但不明显，灰绿色，光滑无毛。叶缺如，只在秆的基部有 2~3 个叶鞘；鞘近膜质，绿黄色、紫红色或褐色。小穗顶生，圆柱状，在小穗基部有两片鳞片中空无花，抱小穗基部一周；其余鳞片全有花；较小坚果长一倍半，有倒刺；柱头 3。小坚果宽倒卵形，双凸状，顶端不缢缩；花柱基从宽的基部急骤变狭变扁而呈三角形。荸荠花果期 5~10 月。

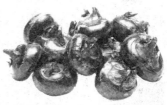

▌食用方法
荸荠可生吃、炒食、煮食，也可以和肉一同炖食，或是做馅料。

▌养血管功效
荸荠中的荸荠英有很好的降低血压的效果。

搭配宜忌 ▶

宜 ✔	荸荠+木耳：补气强身。
	荸荠+香菇：益胃助食。
	荸荠+核桃：有利于消化。
忌 ✘	荸荠+西瓜：二者同为寒性食物，同时易出现腹泻、腹痛、消化不良。

适宜人群 ▶

宜 儿童和发热病人最宜食用。全身水肿，小便不利或小便短少时也宜食用。癌症患者（主要是肺癌和食道癌之人）宜食用。宿醒未解或湿热黄疸者食用可减轻症状。发热口渴、慢性气管炎、咳嗽多痰、咽干喉痛、消化不良之人食用可润喉清嗓。

忌 由于荸荠性寒，女子月经期间、脾胃虚寒以及血虚、血淤者应该慎用。小儿遗尿以及糖尿病患者也不宜食用。

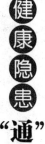

美肴亲荐

荸荠宫爆素丁

荸荠6个，胡萝卜1/2个，洋菇6粒，小马铃薯1个，罐头玉料粒2大匙，毛豆、花生各1大匙，黑木耳50克，大蒜5瓣。绍兴酒、番茄酱、红色辣椒酱各1大匙，豆瓣酱、盐、糖、香油各1小匙，素高汤2大匙。荸荠去皮、切丁；胡萝卜、马铃薯分别去皮、切丁，放入滚水氽烫，捞出冲凉；毛豆、洋菇分别洗净，放滚水烫熟，捞出、切丁；黑木耳泡软，冲净、切小块，大蒜去皮，切末；干锅烧热，放入花生炒香，盛起备用；锅中倒入2大匙油烧热，爆香蒜末，放入材料（除了毛豆、花生）拌炒，加入A料炒匀，最后加入毛豆拌匀，盛出，撒上炒香的花生即可。此菜肴可防止便秘，还具有清热解毒、降血压、利尿等功用。

🍀 茄子，防止血管破裂出血 🐝

性味归经 性寒，味甘，入脾、胃、肠经。

茄子最早产于印度，于5世纪传入中国，南北朝栽培的茄子为圆形，与野生形状相似。元代则培养出长形茄子。茄子有好多种叫法，吴越人沿用宋代叫法称为落苏，两广人称为矮瓜，茄子在浙江被称为六蔬。茄子是为数不多的紫色蔬菜之一，也是餐桌上十分常见的家常蔬菜。

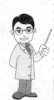

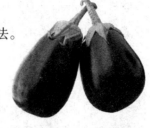

食用方法

茄子适用于烧、焖、蒸、炸、拌等烹调方法。

养血管功效

茄子营养丰富，含有维生素 E，能够起到防止出血和抗衰老的作用，常吃茄子，能够活血，让身体中的胆固醇水平降低，延缓人体衰老，强身健体。茄子富含维生素 P，可软化血管，增强血管弹性，改善毛细血管的脆性，防止小血管出血、硬化和破裂。经常吃茄子能够起到预防高血压、冠心病、动脉粥样硬化、紫斑症、坏血病的效果。

 搭配宜忌

宜 ✔	**茄子＋虾：** 营养高，健脾宁心，降压止血。
	茄子＋菠菜： 加快血液循环预防癌症。
	茄子＋苦瓜： 缓解心血管疾病。
	茄子＋羊排： 有效预防心血管病患。
	茄子＋肥牛： 同食可以强壮身体。
	茄子＋五花肉： 可提高没免疫力。
	茄子＋猪肉： 降低胆固醇的吸收、稳定血糖。
忌 ✘	**茄子＋螃蟹：** 茄子味甘、滑利，螃蟹味咸苦，二者同为寒性，同食会损害肠胃、引起腹泻。
	茄子＋黑鱼： 搭配同食，也会导致腹泻、伤损脾胃。
	茄子＋墨鱼： 同食容易引起霍乱。

 适宜人群

宜 老少皆宜。尤其适合出血性疾病患者、高胆固醇血症患者以及内痔便血者。

忌 有消化不良、容易腹泻、脾胃虚寒、便溏症状的孕妇朋友不宜多吃；秋后的茄子有一定的毒素，其味偏苦，最好少吃，特别是糖尿病患者更要少吃，手术前也尽量不吃茄子；脾胃虚寒、哮喘者不宜多吃。

鱼香茄煲

茄子500克，猪肉丝50克，泡红椒末、酱油和辣油、葱末、蒜末、料酒、豆瓣酱、水淀粉、姜末、白糖、干红椒末、醋、味精、食用油各适量。将茄子去蒂后切成长段，再顺长一剖为二或一剖为四，切成条状。锅置火上，放食用油烧至四成热，投入茄条炸约20秒钟，捞出茄条并沥干油，用手勺撖一下茄条压出余油。锅中留油少许，置火上烧热，放入猪肉丝及豆瓣酱、泡红椒末、干红椒末、葱末、姜末和蒜末煸出香味，加入料酒、清水、酱油、白糖及茄条，用微火烧至汤汁将干，加入醋与味精，用水淀粉勾芡，起锅盛在煲中，淋入辣油，炖沸上桌。此菜肴能预防出血、和中养胃、增进食欲。

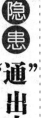

☘ 南瓜，降低胆固醇的吸收率

性味归经 性温，味甘，入脾、胃经。

很早以前南瓜就由美洲传入我国，并被广泛栽培和食用，因此有"中国南瓜"之说。在饥荒年间，南瓜既当菜又代粮，在农村很有人缘。近年来，人们发现南瓜不但可以充饥，而且还有一定的食疗价值，于是土味十足的南瓜得以登大雅之堂。南瓜在欧洲主要用作蔬菜，南瓜馅饼在美国与加拿大则是感恩节和圣诞节的餐后甜点。在美国南瓜是万圣节的宠物，被做成各种各样的南瓜灯，成为万圣节的标志之一。

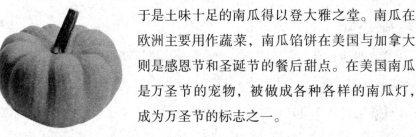

食用方法

南瓜可蒸、煮食，或煎汤服。

养血管功效

近代营养学和医学表明，多食南瓜可有效防治高血压，清理血管垃圾沉淀，对糖尿病及肝脏病变，提高人体免疫能力效果良好。

搭配宜忌

	南瓜＋芦荟：可使面部皮肤由黑变白嫩，由粗糙变细腻。
宜	南瓜＋绿豆：营养保健。
	南瓜＋莲子：通便排毒。
	南瓜＋枣：益气补中、收敛肺气、预防和治疗糖尿病。
	南瓜＋牛肉：健胃益气。
	南瓜＋猪肉：预防糖尿病。
	南瓜＋螃蟹：中毒。
忌	南瓜＋虾：同吃会引起痢疾。
	南瓜＋辣椒：影响维生素C吸收。
	南瓜＋山药：维生素C则被分解破坏。
	南瓜＋油菜：降低维生素C的吸收。
	南瓜＋黄鳝：身体不适。
	南瓜＋羊肉：两者同食让人肠胃气壅。

适宜人群

宜 老少皆宜，肥胖者和中老年人尤其适合，其中胃病、癌症、糖尿病、前列腺炎患者适宜多吃。

忌 对南瓜过敏的人、胃热炽盛者、气滞中满者、湿热气滞者、患感染性疾病和有发热症状者均不宜吃南瓜。

食物中的『清道夫』，疏通血管不在话下

南瓜红枣排骨汤

取南瓜 700 克，猪排骨（大排）500 克，红枣（干）100 克，干贝 25 克，姜、盐各适量。南瓜去皮去瓤，洗净，切厚块；排骨放入滚水中煮 5 分钟，捞起洗净；红枣洗净，去核；干贝洗净，用清水浸软，约需 1 小时。加适量水放入煲内煲滚，放入排骨、干贝、南瓜、红枣、姜煲滚，慢火煲 3 小时，下盐调味即可。此菜肴具有补中益气、健筋强骨的功效。

大葱，改善血液循环

性味归经 性温、味辛，归胃、肺二经。

葱是厨房里的必备之物，北方以大葱为主，南方以小葱为主。葱有辛辣芳香之气，大葱辣味更浓，多用于煎炒烹炸；小葱又称香葱，味较淡，一般都是生食或拌凉菜用。相传神农尝百草找出葱后，便将其作为日常膳食的调味品，各种菜肴必加葱调和，故葱又有"和事草"的雅号。葱不仅是家庭必备调味佐餐佳品，而且能防病治病，可谓"佳蔬良药"。北方人有句俗话说："大葱蘸酱，越吃越壮。"这是许多人的养生经验之谈。

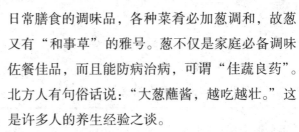

食用方法
大葱可生食，可直接炒食，也可做调味品。

养血管功效
葱含有"前列腺素 A"，有舒张血管、促进血液循环的功效，还可改善神经系统功能，有助于防治血压升高所致的头晕，使大脑保持灵活，对预防心血管疾病和老年痴呆均有一定的

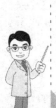

作用。葱含有相当量的维生素 C，有舒张血管、促进血液循环的作用。

 搭配宜忌 ▶

| 宜 | 大葱＋虾：益气、下乳。 |
| | 大葱＋樱桃：治疗麻疹。 |

忌 ✗	大葱＋苦菊：影响营养素的吸收。
	大葱＋枣：同食易使火气更大。
	大葱＋杨梅：同食会产生化学反应，具有不良作用。
	大葱＋大蒜：同食会伤胃。

适宜人群 ▶

宜 白带过多、痛经、产后缺乳的女性，胃寒、食欲不振者，癌症患者可多吃。

忌 有腋臭者，表虚、多汗者应忌食。

美肴亲荐 ▶

葱烧海参

葱 120 克，水发海参 200 克，清汤 250 毫升，油菜心 2 棵，味精、盐、食用油、酱油、料酒、水淀粉各适量。先将海参、油菜心洗净，用开水分别氽烫；用油把葱段炸黄，制成葱油；海参下锅，加入清汤和酱油、味精、盐、料酒等调料炒至汤汁只剩 1/3，用水淀粉勾芡浇于海参、菜心上，淋上葱油即成。此菜具有滋肺补肾，益精壮阳的功效。适用于肺阳虚所致的干咳、咯血，肾阳虚引起的阳痿、遗精及再生障碍性贫血、糖尿病等病症的辅助食疗。

食物中的『清道夫』，疏通血管不在话下

🍀 大蒜，抑制胆固醇合成 🐝

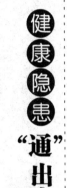

性味归经 性温、味辛，归脾、胃、肺经。

　　蒜，味道辛辣，有强烈的刺激性气味，与洋葱、生姜、辣椒共称"四辣"，是人们常用的调料之一。大蒜既可调味，又能防病健身，常被人们称誉为"天然抗生素"。印度医学的创始人查拉克说："大蒜除了讨厌的气味之外，其实际价值比黄金还高。"俄罗斯医学家称大蒜是土里长出来的盘尼西林（青霉素）。

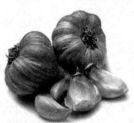

食用方法

大蒜既可以生吃，也可以调味。

养血管功效

大蒜含有一种叫做大蒜素的物质，能有效防治心脑血管等疾病，并可防止血栓的形成，对因脑血栓引起的身体瘫痪有一定疗效。常吃蒜还能平衡、稀释血液。

搭配宜忌 ▶

宜 ✓	大蒜+玉米面：养心健胃。
	大蒜+洋葱：防癌抗癌、抗菌消炎。
	大蒜+猪肉：增进营养元素吸收。
忌 ✗	大蒜+芒果：身体不适。
	大蒜+鸭肉：中毒。
	大蒜+鸡肉：两者功用相佐。

适宜人群 ▶

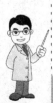

　　宜 一般人都可食用。尤适宜肺结核、癌症、高血压、动脉硬化患者。

忌 阴虚火旺、目赤口干、胃溃疡、十二指肠溃疡、肝病、眼病患者，正在服药的人忌食。

姜蒜糖粥

姜 15 克，蒜 30 克，粳米 150 克，白糖适量。姜切薄片；蒜去皮，切片；粳米淘净。砂锅内放入姜片、蒜片、粳米，加 800 毫升水，大火烧沸，改用小火煮 35 分钟，放入白糖，搅匀即成。有活血行气的功效，能够祛除身体瘀血，通畅血脉，促进血液循环，改善血瘀引起的头痛、头晕、胸胁闷痛等症，还能降低血脂，防止血脂沉积于血管内壁形成脂肪斑，从而起到预防各种心血管疾病的作用。

谷 物

玉米，降低血清胆固醇

性味归经 性平，味甘、淡，归脾、胃经。

玉米是备受人们喜爱的一种粮食作物，它不仅清香甘甜，而且在所有主食中营养价值和保健作用都是最好的，是全世界公

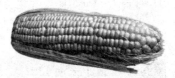

认的"黄金作物"。如今，它已成为一种热门的保健食品，经常出现在餐桌上，并风靡曾经以食物精细著称的欧美世界。据报载，美国前总统里根曾每天早上都以玉米片粥作早餐。

食用方法

玉米可煮熟、蒸熟吃。

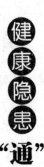

养血管功效

玉米富含的镁元素，可舒张血管，可以降低血液黏稠度，是高血压、冠心病及动脉硬化患者的首选食品。

搭配宜忌 ▶

宜 ✔	玉米＋豌豆：蛋白质互补。	
	玉米＋豇豆：养胃降压。	
	玉米＋小麦：提高蛋白质的吸收。	
	玉米＋鸡蛋：防止胆固醇过高。	
	玉米＋鸽子：防治神经衰弱。	
	玉米＋山药：吸收更多的营养素。	
忌 ✘	玉米＋红螺：身体不适。	
	玉米＋扇贝：降低锌的吸收量。	
	玉米＋田螺：同食容易中毒。	

适宜人群 ▶

宜 老少皆宜，尤其适合老人、胃不适者和糖尿病患者。

忌 缺钙、铁等元素的人群，患消化系统疾病的人群，免疫力低下的人群均不宜吃玉米。

美肴亲荐 ▶

玉米黄豆粥　取玉米面150克，黄豆面100克，白糖适量。将玉米面和黄豆面分别用温水调成糊状，然后一起倒入沸水中，同时迅速搅拌。开锅后换小火熬至黏稠，加入适量白糖食用。有健脾益气、清热解毒、降脂降压的作用。常用于慢性胃炎、动脉硬化、高血压、高脂血症和糖尿病的防治。

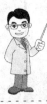

🍀 荞麦，扩张微血管，降血压 🐝

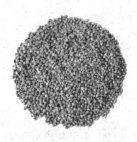

性味归经 性凉，味甘，入脾、胃、大肠经。

荞麦，别名甜荞、乌麦、三角麦等，一年生草本。茎直立，高 30～90 厘米，上部分枝，绿色或红色，具纵棱，无毛或于一侧沿纵棱具乳头状突起。叶三角形或卵状三角形，长 2.5～7 厘米，宽 2～5 厘米，顶端渐尖，基部心形，两面沿叶脉具乳头状突起。

食用方法

荞麦可制成面条、烙饼、面包、糕点、荞酥、凉粉、血粑和灌肠等民间风味食品。

养血管功效

荞麦中含有芦丁，该成分具有降低人体血脂和胆固醇作用，并可软化血管。荞麦中含有芸香苷（维生素 P）等黄酮类物质，这些物质能增加毛细血管的致密度，降低其通透性和脆性，有止血作用。有些黄酮成分还有抗菌、消炎、止咳、平喘、祛痰的作用。荞麦中的尼克酸能促进机体的新陈代谢，增强解毒能力，还具有扩张小血管和降低血液胆固醇的作用。

搭配宜忌 ▶

宜 ✔	荞麦+大米：营养互补。
	荞麦+枸杞：一同泡茶补肾虚。
忌 ✘	荞麦+黄鱼：消化不良。
	荞麦+羊排：两者功能反之，最好不要搭配一起吃。
	荞麦+猪肉：脱发。
	荞麦+猪肝：同食会影响消化。

食物中的『清道夫』，疏通血管不在话下

适宜人群

宜 荞麦是老弱妇孺皆宜的食物，糖尿病患者尤为适宜，也是减肥者的理想食物，并适宜于面生暗疮、须疮、斑秃、白癜风及酒糟鼻患者食用。

忌 脾胃虚寒、消化功能不佳、经常腹泻的人不宜食用。肿瘤患者要忌食，否则会加重病情。荞麦食品一次性食用过多，会消化不良。

美肴亲荐

荞麦面疙瘩汤

荞麦粉200克，胡萝卜、牛蒡、葱、南瓜、料酒、酱油各适量。将适量的胡萝卜、牛蒡、葱、南瓜分别清洗干净，切小块，葱切成小段。锅内加入适量的清水，放入处理好的胡萝卜、牛蒡、葱、南瓜，大火煮至八成开时，加料酒、酱油调味。再把荞麦粉加水调成如蛋糕一样的软硬度后，用匙拨入汤中，煮沸即可。该汤有软化血管、降胆固醇、降血脂、降血压的作用。尤其适合糖尿病、高血脂、高血压、肥胖者食用。

🍀 大豆，平稳血压，降低脂肪吸收 🐝

性味归经 性平，味甘，入脾、大肠经。

大豆起源于中国，世界各国栽培的大豆都是直接或间接由中国传播出去的。黄豆可以煮粥，也可以做成豆腐，泡发豆芽，榨成豆浆，都是非常美味的佳肴。由于它的营养价值很高，被称为"豆中之王""田中之肉""绿色的牛乳"等，是数百种天然食物中最受营养学家推崇的食物。

食用方法

大豆可以加工豆腐、豆浆、腐竹等豆制品，还可以提炼大豆异黄酮。发酵豆制品包括腐乳、臭豆腐、豆瓣酱、酱油、豆豉、纳豆等。非发酵豆制品包括水豆腐、干豆腐（百页）、豆芽、卤制豆制品、油炸豆制品、熏制豆制品、炸卤豆制品、冷冻豆制品、干燥豆制品等。另外，豆粉则是代替肉类的高蛋白食物，可制成多种食品，包括婴儿食品。

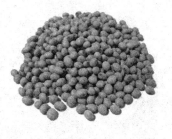

养血管功效

高血压患者的饮食中，摄入的钠过多，而钾过少。摄入高钾食物，可以促使体内过多的钠盐排出，有辅助降压的效果。黄豆含有丰富的钾元素，每 100 克黄豆含钾量高达 1503 毫克。高血压患者常吃黄豆，对及时补充体内钾元素很有帮助。大豆脂肪也具有很高的营养价值，这种脂肪里含有很多不饱和脂肪酸，容易被人体消化吸收。而且大豆脂肪可以阻止胆固醇的吸收，所以大豆对于动脉硬化患者来说，是一种理想的营养品。

	大豆+小米：二者搭配可以氨基酸互补。
	大豆+燕麦片：可预防贫血。
	大豆+藕带：影响人体对铁的吸收。
	大豆+菠菜：食物中的维生素 C 会对铜的释放量产生抑制作用。

宜 更年期妇女、糖尿病和心血管病患者、脑力工作者均宜吃大豆。

忌 大豆在消化吸收过程中会产生过多的气体造成胀肚，故消化功能不良、有慢性消化道疾病的人应尽量少食；患有严重肝病、肾病、痛风、消化性溃疡、低碘者应禁食；患疮痘期间不宜吃黄豆及其制品。

芹菜黄豆汤

鲜芹菜100克，黄豆20克。将芹菜洗净，切成片；黄豆先用水泡胀。锅内加水适量，放入黄豆与芹菜同煮熟即成。每日1次，吃豆、菜，喝汤。连食用3个月为1个疗程。降压降脂，清热解毒。适用于脂肪肝、高脂血症、高血压病患者。

🍀 小米，抑制血管收缩 🐝

性味归经 性平，味甘，入脾、胃经。

小米亦称粟米，古代叫禾。是谷子去壳后的产物，因其粒小，直径约1毫米左右，因此得名。小米原产于中国北方黄河流域，约有8千多年的栽培历史，夏代和商代属于"粟文化"。中国最早的酒就是用小米酿造的。小米熬粥营养丰富，有"代参汤"之美称。

食用方法

小米可以蒸米饭、熬粥，可以酿造酒、醋，五粮液、汾酒以及南方人喜欢喝的小米黄酒，山西陈醋的主要原料也都是小米。

养血管功效

小米富含B族维生素、膳食纤维、烟酸、镁等多种营养成分，它们能够抑制血管收缩，降低血压。尤其是平时身体较为虚弱的高血压患者，更适合用它来调理。

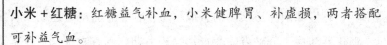搭配宜忌

| 宜 | **小米＋红糖：**红糖益气补血，小米健脾胃、补虚损，两者搭配可补益气血。 |

健康隐患"通"出去

——心情好、血管通、病就少

宜 ✔	小米＋桑葚：保护心血管健康。
	小米＋肉类：互相搭配可提高蛋白质的吸收利用率。
	小米＋大米：营养互补，搭配食用可提高营养价值。
忌 ✘	小米＋杏子：会产生不易消化的物质，易导致呕吐、腹泻。
	小米＋虾皮：小米和虾皮性味不和，同食会致人恶心、呕吐。
	小米＋醋：醋中含有机酸，会破坏小米中的类胡萝卜素，降低营养价值。

适宜人群

宜 一般人均可食用；小米是老人、病人、产妇宜用的滋补品。

忌 气滞者忌用；素体虚寒，小便清长者少食。

美肴亲荐

龙眼板栗小米粥　小米、玉米各 50 克，龙眼、板栗、红糖各适量。把小米、玉米分别淘洗干净，放入清水中浸泡 30 分钟；龙眼、板栗去壳取肉，洗净备用。将小米、玉米、龙眼、板栗一同放入锅中，加入清水，大火烧开后，转小火熬煮成粥，调入红糖即成。有益肝补肾、养心补血的功效。

🍀 薏米，健脾除湿 🐝

性味归经　性微寒，味甘，入脾、胃、肺经。

薏米又叫薏苡仁、苡仁、六谷子，为禾本科植物薏苡的种仁。薏米生于温暖潮湿的十边地和山谷溪沟，海拔 2000 米以下较普遍。由于薏米的营养价值很高，被誉为"世界禾本科植物之王"；在欧

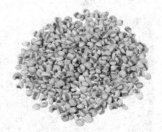

洲，它被称为"生命健康之禾"；在日本，它又被列为防癌食品，因此身价倍增。薏米具有容易被消化吸收的特点，不论用于滋补还是用于医疗，作用都很缓和。

食用方法

薏米可熬粥、煎汤、泡酒。

养血管功效

薏米有利水消肿、清热排毒的功效。经常食用薏米还可以起到降血糖和降血压的功效，尤其是对高血压和高血糖有特殊的功效。

搭配宜忌

宜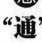

薏米＋白果：健脾除湿、清热排脓。

薏米＋香菇：健脾利湿、理气化痰。

薏米＋枣：活血养颜、减少面部蝴蝶斑、产后面色黑滞等。

薏米＋羊肉：健脾补肾、益气补虚。

忌

薏米＋杏仁：会引起呕吐、腹泻。

薏米＋海带：会引起瘀血。

适宜人群

宜 一般人皆可食用，尤其适用于体弱、消化功能不良的人。

忌 便秘、尿多者及孕早期的妇女应忌食；消化功能较弱的儿童和老弱病者更是如此。

美肴亲荐

银杏薏米糖水 取银杏10粒，薏米100克，杏仁75克，冰糖适量。将银杏、杏仁洗净，薏米浸泡2小时待用。取炖锅加适量清水烧开，放入银杏、杏仁、薏米用大火烧煮15分钟。再用小火煮50分钟，加入冰糖溶化即可。对虚寒咳嗽、气喘、女性白带有很好的帮助，并有降低胆固醇的功效，对癌症和心血管疾病也有抑制作用。

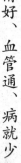

🍀 红薯，消除活性氧

性味归经 性平，味甘，入脾、胃、大肠经。

红薯一直被人们视为不登大雅之堂的"粗粮"，殊不知，红薯具有极高的营养价值，中国历史上最长寿的皇帝乾隆曾经称赞红薯"功胜人参"。从此，红薯又有了一个"土人参"的美称。红薯在国外也是被人们青睐有佳。在日本，红薯被誉为"长寿食品"，欧美人赞它是"第二面包"，前苏联科学家说它是未来的"宇航食品"，法国人称它是当之无愧的"高级保健食品"。

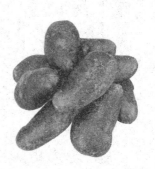

食用方法
红薯可以熬粥，烤制，也可以制糖和酿酒、制酒精，制取淀粉、提取果胶等，制取的淀粉可以制作粉条和粉皮，也可以制作美味的菜肴。

养血管功效
红薯含有大量不易被吸消化酶破坏的纤维素和果胶，能刺激消化液分泌及肠胃蠕动，从而起到通便作用。另外，它含量丰富的 β-胡萝卜素是一种有效的抗氧化剂，有助于清除体内的自由基，养护血管。

搭配宜忌 ➤

宜	
✔	红薯＋芹菜：降血压。
	红薯＋猪小排：增加营养素的吸收。
	红薯＋糙米：减肥。
	红薯＋莲子：适合习惯性便秘和慢性肝炎患者。

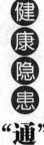

红薯+螃蟹：胆结石。

红薯+圣女果：同食会得结石病、呕吐、腹痛、腹泻。

红薯+西红柿：一起吃会得结石病，呕吐、腹痛、腹泻。

红薯+鸡蛋：一起吃会腹痛。

红薯+柴鸡：同食会腹痛。

红薯+柿子：腹胀。

红薯+香蕉：一起吃会引起身体不适。

适宜人群

宜 一般人均可食用。

忌 腹泻患者和糖尿病人不宜吃红薯。胃病的人不能吃得太多，以免胀胃。

美肴亲荐

红薯玫瑰糕

红薯500克，小麦面粉300克，玫瑰糖、食用油各适量。将红薯洗净、蒸熟，去皮，捣成泥；将面粉放入盆内，倒入适量沸水，边倒水边搅匀，待湿透成面疙瘩后倒在砧板上晾凉，再放入干面粉50克揉匀；红薯蓉和面团一起和匀，揉成长条，分成小面剂子；将每个面剂子中放入玫瑰糖，包成圆球形，再按成扁圆形糕坯；锅内倒入食用油，烧至六成热，放入糕坯，边炸边翻，炸至糕坯鼓起，色呈淡黄时，即可食用。具有健脾益胃、疏肝理气之功效。

绿豆，清热利尿，降血压

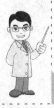

性味归经 性凉，味甘，入心、胃经。

绿豆，属于豆科。别名青小豆、菉豆、植豆等，在中国已有两千余

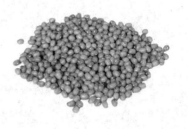

年的栽培史。原产地在印度、缅甸地区。现在东亚各国普遍种植，非洲、欧洲、美国也有少量种植，中国、缅甸等国是绿豆主要的出口国。种子和茎被广泛食用。绿豆清热之功在皮，解毒之功在肉。绿豆汤是家庭常备夏季清暑饮料，清暑开胃，老少皆宜。其实绿豆还有另一种颜色，即黄色，这种品质很稀少，目前只在江西鄱阳看到，外表黄色，豆皮比绿色更薄，营养更佳！

食用方法

传统绿豆制品有绿豆汤、绿豆糕、绿豆酒、绿豆饼、绿豆沙、绿豆粉皮等。

养血管功效

研究发现，绿豆中含有的植物甾醇结构与胆固醇相似，植物甾醇与胆固醇竞争酯化酶，使之不能酯化而减少肠道对胆固醇的吸收，并可通过促进胆固醇异化和在肝脏内阻止胆固醇的生物合成等途径使血清胆固醇含量降低。

搭配宜忌

宜	绿豆+燕麦：控制血糖含量。
	绿豆+豇豆：清热解毒，适用于小儿夏季生痱子、小疖肿等病症。
	绿豆+燕麦片：控制血糖含量。
	绿豆+南瓜：营养全面，保健身心。
忌	绿豆+狗肉：一起吃会胀破肚皮。
	绿豆+鱼头：维生素B族破坏。
	绿豆+冬虫夏草：导致冬虫夏草的营养流失。
	绿豆+圣女果：同食伤元气。

适宜人群

宜 一般人均可食用。

忌 中毒性肝炎患者忌用，脾胃虚弱的人不宜多吃，脾胃虚寒腹泻者不宜食用。肾亏、体弱消瘦或夜多小便者不宜饮用绿豆汤。

美肴亲荐

绿豆炖老鸭

老鸭1只，绿豆、莴笋、料酒、小茴香、盐、鸡精等各适量。老鸭去内脏洗净，切小块，入沸水中氽烫，捞出漂净血水、浮沫；绿豆挑去杂质，洗净，用冷水泡2小时；莴笋切小块备用、高压锅内加水烧沸，放入老鸭块，绿豆、莴笋、料酒、小茴香压熟，熄火放气，加盐、鸡精调味即可装碗。此菜肴有清热解暑的功效，可预防心脏病。适合身体虚弱，食欲不振、便秘者食用。

粳米，维持热量代谢平衡

性味归经 性平，味甘，入脾、胃、肺经。

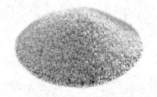

粳米口感柔和，香气浓郁，是人类的主食之一，世界上有一半人口以粳米为主食，在中国，粳米是人们尤其是南方人家中必不可少的主食之一。无论是家庭用餐还是去餐馆，米饭都是餐桌上常见的主食。中医认为粳米味甘性平，具有益精强志、和五脏、通血脉、聪耳明目、止烦、止渴、止泻的功效，多食能令人"强身好气色"，所以粳米被誉为"五谷之首"。

食用方法

粳米可以熬粥，可以蒸饭，也可以酿酒。

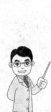

养血管功效

粳米具有养阴生津、除烦止渴、健脾胃、补中气、固肠止泻的功效。用粳米煮米粥时，浮在锅面上的浓稠液体（俗称米汤、粥油），具有补虚的功效，对于病后产后体弱的人有辅助疗效。粳米的糙米比精白米更有营养，它能降低胆固醇，减少心脏病发作和中风的概率。

 ▶

	粳米＋黄瓜：清热解毒、美容嫩肤。
	粳米＋菠菜：润燥养血。
	粳米＋萝卜：止咳化痰、消食利膈、止消渴、消胀作用。
	粳米＋莲藕：健脾、开胃、止泻、益血。
	粳米＋乌鸡：养阴、退热、补中。
	粳米＋马肉：食后身体不适。

适宜人群 ▶

宜 老少皆宜，尤其适合婴儿、产妇及病人。

忌 糖尿病患者不宜多食。

 ▶

猪肝粳米 猪肝50克，粳米250克，盐、味精各适量。将猪肝、粳米洗净，加水煮粥，加适量盐、味精调味即可。此膳食有补血养身的功效。

食物中的『清道夫』，疏通血管不在话下

🍀 黑豆，清洁血管，促进血液流通 🐝

性味归经 性平，味甘，入脾、肾经。

黑豆为豆科植物大豆的黑色种子。黑豆又名橹豆、黑大豆等。黑豆具有高蛋白、低热量的特性，外皮黑，里面黄色或绿色。

食用方法

黑豆可以打豆浆，可以熬杂粮粥，可以和其他食材搭配烹调。

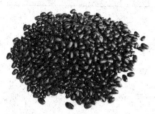

养血管功效

有研究发现，黑豆皮提取物能够提高机体对铁元素的吸收，带皮食用黑豆能够改善贫血症状。最新研究证实，黑豆的确具有降血脂、抗氧化、养颜美容的效果。降血脂，预防心血管疾病，黑豆含有15%的油脂中，以不饱和脂肪酸为主，可促进胆固醇的代谢、降低血脂。

搭配宜忌

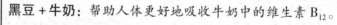

宜 ✔	黑豆＋红糖：滋补肝肾、活血行经、美容乌发。
	黑豆＋牛奶：帮助人体更好地吸收牛奶中的维生素 B_{12}。
	黑豆＋红枣：补肾补血。
	黑豆＋鲶鱼：可滋阴补肾。
忌 ✘	黑豆＋蓖麻子：对身体健康不利。

适宜人群

宜 适宜脾虚水肿、脚气浮肿者食用；适宜体虚之人及小儿盗汗、自汗，尤其是热病后出虚汗者食用；适宜老人肾虚耳聋、小儿夜间遗尿

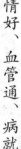

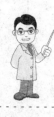

者食用；适宜妊娠腰痛或腰膝酸软、白带频多、产后中风、四肢麻痹者食用。

忌 小儿不宜多食。热性大者不宜多食。

美肴亲荐

黑豆蛋粥	黑豆 150 克，鸡蛋 100 克，黑米 50 克，黑芝麻、冰糖各适量。鸡蛋煮熟，去壳切丁；黑豆、黑米、黑芝麻洗干净。锅内注入适量水，加黑豆、黑米、黑芝麻，用大火烧沸后改用小火炖 35 分钟。加入冰糖、鸡蛋丁即可，对改善气血虚弱症状很有帮助。

🍀 燕麦，降脂"能手"就是它 🐝

性味归经 性平，味甘，归脾、胃、肠经。

燕麦是一种古老的粮食作物，我国对燕麦的栽培，距今至少已有 2100 年的历史。我们祖先自古就用燕麦入药，它是营养价值极高的禾谷类作物之一。燕麦经过精细加工制成麦片，使其食用更加方便，口感也得到改善，成为深受欢迎的保健食品。美国《时代》周刊评出的十大健康食品中，燕麦名列第五。在美国、日本、韩国、加拿大、法国等国家，燕麦被人们称为"家庭医生""植物黄金""天然美容师"。

食用方法

燕麦可以制成燕麦面包、燕麦饼干等烤制品，也可以熬燕麦粥。

养血管功效

燕麦中富含两种重要的膳食纤维，即可溶性纤维和非可溶性纤维。可溶性纤维可大量吸纳体内胆固醇，并排出体外，从而降低血液中的胆固醇含量，减少肥胖症的产生。而且燕麦中含有丰富的 B 族维生素和锌，它们对糖类和脂肪类的代谢具有调节作用，也可以有效降低人体中的胆固醇，可以控制食欲，达到节食减肥的目的。

搭配宜忌

 宜

燕麦+绿豆：控制血糖含量。

燕麦+虾：护心解毒。

燕麦+香蕉：提高血清素含量，改善睡眠。

 忌

燕麦+白糖：易腹胀。

适宜人群

宜 老少皆宜，更适合心脏病患者、糖尿病患者以及便秘的人。

忌 肠道敏感者慎食。

美肴亲荐

燕麦红枣粥　　小米、燕麦各 50 克，红糖、红枣各适量。准备适量小米和燕麦淘洗干净，红枣洗净；把全部材料放入电饭锅，放入适量红糖；盖好锅盖，按下煲粥的按键即可。此粥有益肝和胃、养颜护肤的功效。

肉 蛋

鸭肉，降胆固醇，维持体重

性味归经 性微寒，味甘、咸，入脾、肺、肾经。

鸭肉是一种美味佳肴，适于滋补，是各种美味名菜的主要原料。"烤鸭"早在明朝时就已成为北京官府人家中的席上珍品，后来成为家喻户晓的全国风味名菜。此外，南京板鸭、武汉久久鸭、江南香酥鸭等都是广为流传的美味。

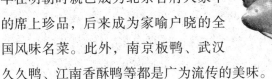

食用方法

鸭肉可红烧、清炖、爆炒。

养血管功效

鸭肉富含不饱和脂肪酸和低碳脂肪酸，有助于降低胆固醇，能够保护心脑血管；它所含的烟酸，对心肌梗死等心脏病患者有保护作用。

搭配宜忌 ▶

宜	鸭肉＋白菜：促进血液中胆固醇的代谢。
	鸭肉＋豆豉：降低人体脂肪。
	鸭肉＋栗子：影响营养吸收。
	鸭肉＋山药：补阴养肺。
忌	鸭肉＋李子：伤五脏。
	鸭肉＋木耳：会造成身体不适。

适宜人群 ▶

宜 凡体内有热者宜食。营养不良、水肿、糖尿病患者尤其适合。

忌 素体虚寒，受凉引起的不思饮食，胃部冷痛、腹泻清稀、腰痛及寒性痛经以及肥胖、动脉硬化、慢性肠炎应少食；感冒患者不宜食用。

啤酒鸭

鸭块 500 克，啤酒半瓶，姜 50 克，辣椒 100 克，魔芋 200 克，香菜、盐、食用油、鸡精、豆瓣酱、麻油适量。鸭块洗干净切成块，姜和泡椒切片，魔芋切块；将锅中水煮开，鸭块放入其中快速过水，捞出后沥干水分；炒锅加油烧热，放入豆瓣酱、姜、泡椒炒香，再放入鸭块、魔芋爆炒，接着倒入啤酒，煮开后全部倒入砂锅。然后将砂锅置火上用小火慢煮，待鸭块熟透后加盐、鸡精、麻油，再撒上香菜即可。清热除湿，健脾益气。

🍀 鸡肉，降低低密度脂蛋白胆固醇 🐝

性味归经 性温，味甘，入脾、胃、肝经。

鸡肉肉质细嫩，味道鲜美，是人们佐餐的美味佳肴，而且还是丰富的营养来源，是滋补身体最理想的"济世良药"。中医将鸡肉视为补品，世界卫生组织将其列为最佳肉食。它适合多种烹调方法，不但适于热炒、炖汤，而且是比较适合冷食凉拌的肉类之一，是人们餐桌上的"宠儿"。

┃食用方法

鸡肉可以炒食，可以煲汤，也可以炖食。

┃养血管功效

吃鸡肉可以提高人的免疫力，因为鸡肉中含有增强人体免疫力、改善心脑功能、促进智力发育方面的牛磺酸。尤其是乌鸡、火鸡等品种中，牛磺酸的含量更是比普通鸡肉高。鸡肉的脂类物质和牛肉、猪肉比较，含有较多的不饱和脂肪酸——亚油酸和亚麻酸，能够降低人体对健康不利的低密度脂蛋白胆固醇的含量。

搭配宜忌

宜 ✔

鸡肉＋薄荷：可起到消火解暑的功效。

鸡肉＋首乌：补肝养血，滋肾益精。

鸡肉＋冬虫夏草：改善身体虚弱、补肾养肝，调理疾病。

鸡肉＋栗子：补血养身。

鸡肉＋茼蒿：帮助充分吸收维生素A。

鸡肉＋冬瓜：消肿，清热利尿。

鸡肉＋豇豆：增进食欲。

鸡肉＋茶树菇：促进蛋白质的吸收。

鸡肉＋松子：增加抵抗力。

鸡肉＋油菜：强化肝脏，美化肌肤。

忌 ✘

鸡肉＋虾：性味互相抵触，降低营养价值。

鸡肉＋芹菜：一起吃会伤元气。

鸡肉＋红薯：同食会腹痛。

鸡肉＋兔肉：腹泻。

鸡肉＋芥末酱：两者共食，恐助火热，无益于健康。

鸡肉＋鱼：影响消化吸收。

鸡肉＋糯米：同食会引起身体不适。

鸡肉＋李子：同食会引起痢疾。

鸡肉＋菊花：同食会中毒。

适宜人群

宜 一般人群均可食用。老人、病人、体弱者更宜食用。

忌 肝阳上亢、口腔糜烂、皮肤疖肿、大便秘结、感冒发热、内火偏旺、痰湿偏重之人、肥胖症、患有热毒疖肿之人，高血压、血脂偏高、胆囊炎、胆石症的人，感冒伴有头痛、乏力、发热的人忌食鸡肉、鸡汤，服用铁制剂时不宜食用，有肾病的人应尽量少吃，尤其是尿毒症患者，应该禁食。

美肴亲荐

枸杞松子爆鸡丁

鸡肉250克，枸杞子10克，松子、核桃仁各20克，鸡蛋1个，食用油500克，姜末、葱末、蒜末、精盐、酱油、料酒、胡椒粉、白糖、玉米粉、鸡汤各适量。将鸡肉洗净，剁成丁，加入精盐、料酒、酱油、胡椒粉、鸡蛋、玉米粉抓匀，入热油锅内滑熟。捞出控去油。炒锅置火上，烧热，放入核桃仁、松子炒熟。枸杞子放入小碗内蒸20分钟。锅再置火上，放入葱末、姜末、蒜末、精盐、酱油、料酒、胡椒粉、白糖、玉米粉、鸡汤调成的调料汁，然后倒入鸡丁翻炒，再下核桃仁、松子仁翻炒即成。此菜富含蛋白质、钙、磷、铁、锌、钾和维生素等多种营养素，有养目、提神、健脑、生智、生发、护肝、养血、补气的作用。孕妇食用有利于母体健康和胎儿大脑的发育。

🍀 牛肉，补血养血增强免疫力 🐝

性味归经 性平，味甘，入脾、胃经。

牛肉是指从牛身上得出的肉，为常见的肉品之一。来源可以是奶牛、公牛、小母牛。牛肉是世界第三消耗肉品，约占肉制品市场的25%。美国、巴西和中国是世界消费牛肉前三位的国家。按2009年人年消费来看，阿根廷以64.6千克排名第一，美国为42.1千克，欧洲为11.9千克。最大的牛肉出口国包括印度、巴西、澳大利亚和美国。牛肉制品对于巴拉圭、阿根廷、爱尔兰、墨西哥、新西兰、尼加拉瓜、乌拉圭的经济有重要影响。

食用方法

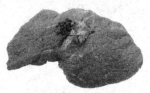

牛的肌肉部分可以切成牛排、牛肉块或牛仔骨，也可以与其他的肉混合做成香肠或血肠。其他部位可食用的还有牛尾、牛肝、牛舌、牛百叶、牛胰腺、牛胸腺、牛心、牛脑、牛肾、牛鞭。牛肠也可以吃，不过常用来做香肠衣。

养血管功效

牛肉中的锌是一种有助于合成蛋白质、促进肌肉生长的抗氧化剂。锌与谷氨酸盐和维生素 B_6 共同作用是能增强免疫系统。牛肉中的镁支持蛋白质的合成、增强肌肉力量，更重要的是能提高胰岛素合成代谢的效率。牛肉里的铁是造血必需的矿物质，有补血的作用。

宜	牛肉＋水芹菜：营养瘦身。
	牛肉＋香芋：养血补血。
	牛肉＋甘蔗：气血双补，健脾开胃。
	牛肉＋芋头：养血补血。
	牛肉＋茭白：催乳汁。
	牛肉＋菜花：帮助吸收维生素 B_{12}。
	牛肉＋土豆：保护胃黏膜。
	牛肉＋生姜：驱寒、治腹痛。
	牛肉＋南瓜：健胃益气。
忌	牛肉＋螺：身体不适。
	牛肉＋栗子：不易消化。
	牛肉＋橘子：不利于营养素的吸收。
	牛肉＋韭菜：易中毒。
	牛肉＋鲶鱼：同食会引起中毒。
	牛肉＋红糖：同食会引起腹胀。

食物中的『清道夫』，疏通血管不在话下

适宜人群

宜 适宜于生长发育、术后、病后调养的人，中气下隐、气短体虚、筋骨酸软、贫血久病及黄目眩之人食用。

忌 感染性疾病、肝病、肾病的人慎食；黄牛肉为发物，患疮疖湿疹、痘疹、瘙痒者慎吃；高胆固醇、高脂肪、老年人、儿童、消化力弱的人不宜多吃；过量食用可能会提高结肠癌和前列腺癌的患病几率。

美肴亲荐

红烧牛肉

牛肉 500 克，萝卜 300 克，葱、姜、料酒、盐、糖、花椒、味精、食用油各适量。牛肉切块，放入沸水中大火烧 1 分钟后取出洗净；牛肉入锅，加清水，淹没过牛肉。加桂皮、茴香、葱段、姜片、料酒，中火炖 1 小时；另取炒锅，食用油爆香大蒜颗粒，加辣豆瓣酱、花椒、料酒、酱油同炒 2 分钟；把炒好的调味酱加入牛肉锅中，加糖继续煮 1 小时。其间翻几次，尝味，酌情添加酱油及糖；到汁浓肉烂即成。有补脾胃、益气血、强筋骨的功效。

兔肉，清除血管壁沉淀

性味归经 性凉，味甘，入脾、胃、大肠经。

兔肉味道鲜美，营养丰富，其富含的蛋白质比一般鱼类都高，但脂肪和胆固醇含量却低于所有的肉类，所以有"荤中之素"的美称。兔吃百草，所以兔肉是一种绿色食品，是理想的保健、美容、滋补肉类食品，堪称"肉中之王"，深受人们的欢迎。在日本，兔肉被称为"美容肉"，它受到年轻女子的青睐，常作为美容食品食用。

食用方法

兔肉适用于炒、烤、焖等烹调方法；可红烧、粉蒸、炖汤等。

养血管功效

兔肉中胆固醇含量低，磷脂含量高。
血液中磷脂高、胆固醇低时，胆固醇沉积
在血管中的可能性就减少。因此，吃兔肉
可以阻止血栓的形成，并且对血管壁有明
显的保护作用，故兔肉又叫"保健肉"。

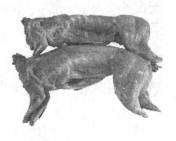

搭配宜忌

宜 ✔	兔肉＋冬瓜：营养互补。
	兔肉＋胡萝卜：营养互补。
忌 ✘	兔肉＋水芹菜：一起吃会脱水。
	兔肉＋桔子：同食导致腹泻。
	兔肉＋芹菜：一起吃会脱水。
	兔肉＋生姜：寒热一起吃，易致腹泻。
	兔肉＋甲鱼：脾胃虚寒者忌食。
	兔肉＋鸡蛋：易产生刺激肠胃道的物质而引起腹泻。
	兔肉＋芥末酱：性味相反，不宜一起吃。
	兔肉＋鸡肉：同吃会发生腹泻。

适宜人群

宜 适宜老人、妇女，也是肥胖者和肝病、心血管病、糖尿病患者
的理想肉食。

忌 孕妇及经期女性、有明显阳虚症状的女子、脾胃虚寒者不宜
食用。

香菇蒸兔肉

兔肉640克，香菇80克。香菇剪去蒂，用水浸软，叨条；生姜去皮，洗净，切丝；兔肉洗净，切小块。将兔肉、香菇放入碟中，用姜丝、盐，米酒、生抽、白糖拌匀，放入锅中大火蒸至熟透，淋少许麻油即可食用。此菜肴补益脾胃，清热除烦。能防治高血压病、动脉粥样硬化症、高血脂症。

🍀 鸡蛋，改善血清脂质

性味归经 性平，味甘，归肺、脾、胃经。

鸡蛋是大众喜爱的食品，鲜鸡蛋所含营养丰富而全面，其中蛋黄中的蛋白质是天然食品中最优秀的蛋白质，而且极易被人体吸收，营养学

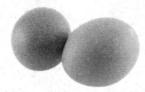

家称之为"完全蛋白质模式"。不少长寿老人延年益寿的经验之一就是每天必食一个鸡蛋。由于鸡蛋几乎含有人体所需的所有营养素，所以它被人们誉为"理想的营养库"。

食用方法
鸡蛋的吃法是多种多样的，有煮、蒸、炸、炒等。

养血管功效
鸡蛋中的蛋白质对肝脏组织损伤有修复作用。蛋黄中的卵磷脂可促进肝细胞的再生。还可提高人体血浆蛋白量，增强肌体的代谢功能和免疫功能。

搭配宜忌

宜 鸡蛋＋辣椒：有利于维生素的吸收。

鸡蛋＋黄豆：降低胆固醇。

鸡蛋＋玉米：防止胆固醇过高。

鸡蛋＋小米面：补脾胃，益气血，活血脉。

鸡蛋＋小米：改善蛋白质的吸收。

鸡蛋＋银鱼：增加蛋白质的吸收。

鸡蛋＋牡蛎：促进骨骼生长。

鸡蛋＋干贝：营养全面。

鸡蛋＋虾：味道与营养均会明显提升。

鸡蛋＋紫菜：有利于营养素的吸收。

鸡蛋＋苋菜：增强人体免疫力。

鸡蛋＋香椿：润滑肌肤。

鸡蛋＋荠菜：缓解眩晕头痛。

鸡蛋＋茼蒿：帮助充分吸收维生素 A。

鸡蛋＋生菜：滋阴润燥，清热解毒。

鸡蛋＋菠菜：提高维生素 B_{12} 的吸收。

鸡蛋＋韭菜：补肾行气。

鸡蛋＋丝瓜：润肺补肾美肤。

鸡蛋＋百合：滋阴润燥清心安神。

鸡蛋＋洋葱：提高人体对维生素 C 和维生素 E 的吸收率。

鸡蛋＋桂圆：补气养血。

鸡蛋＋羊排：滋补身体，增强新陈代谢。

鸡蛋＋肥牛：提供人体所需的优质蛋白质，调节人体代谢，增强机体抗病毒能力。

鸡蛋＋西红柿：弥补维生素 C 缺乏。

食物中的『清道夫』，疏通血管不在话下

忌 ✖	鸡蛋＋鹅蛋：同食伤元气。
	鸡蛋＋鹅：损伤脾胃。
	鸡蛋＋甲鱼：性咸平，孕妇及产后便秘者忌食。
	鸡蛋＋红薯：一起吃会腹痛。
	鸡蛋＋柿子：腹泻、生结石。
	鸡蛋＋桔子：影响蛋白质的消化吸、产生不良症状。
	鸡蛋＋菠萝：易使蛋白质凝固，影响消化。
	鸡蛋＋兔肉：易产生刺激肠胃道的物质而引起腹泻。
	鸡蛋＋田鸡：同食容易中毒。
	鸡蛋＋豆浆：降低人体对蛋白质的吸收。
	鸡蛋＋牛奶：营养价值下降。

适宜人群 ▶

宜 一般人都适合。更是婴幼儿、孕妇、产妇、病人的理想食物。

忌 肝炎病人、吃鸡蛋过敏者、发热病人、腹泻病人、高血脂和肾病病人、皮肤生疮化脓的人、脾胃虚弱者、胃脘胀满者、舌苔厚腻者等均不宜吃鸡蛋。

美肴亲荐 ▶

何首乌煮鸡蛋

何首乌100克，鸡蛋2个，葱、姜、精盐、料酒各适量。将何首乌洗净，切成长小块，与鸡蛋（洗净）、葱、姜、精盐、料酒一起放入铝锅中，加适量水，大火烧沸，改用文火煮至鸡蛋熟，将鸡蛋取出用凉水泡一下，剥去蛋壳，再放锅内煮2分钟即成。吃蛋喝汤，每日1次。此菜肴有补肝肾，益精血，抗早衰的功效。适用于血虚体弱、头晕眼花、须发早白、未老先衰、遗精、脱发以及血虚便秘等病症。

水 产

海带，促进胆固醇的排出

性味归经 性寒，味咸，入肺经。

海带，是一种在低温海水中生长的大型海生褐藻植物，属海藻类植物。孢子体型大，褐色，扁平带状，最长可达 20 米。分叶片、柄部和固着器，固着器呈假根状。叶片为表皮、皮层和髓部组织所组成，叶片下部有孢子囊。具有黏液腔，可分泌滑性物质。固着器树状分支，用以附着海底岩石，生长于水温较低的海中。我国北部沿海及浙江、福建沿海大量栽培，产量居世界第一。

食用方法
海带适用于拌、烧、炖、焖等烹饪方法。

养血管功效
海带是一种营养价值很高的蔬菜，同时具有一定的药用价值。含有丰富的碘等矿物质元素。海带含热量低、蛋白质含量中等、矿物质丰富。研究发现，海带具有降血脂、降血糖、调节免疫、抗凝血、抗肿瘤、排铅解毒和抗氧化等多种生物功能。

 搭配宜忌

 宜

海带 + 豆腐：预防碘缺乏。

海带 + 大白菜：防治碘不足。

海带 + 生菜：促进铁的吸收。

海带 + 菠菜：防止结石。

海带 + 芝麻：降低胆固醇。

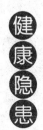

| 忌 ✗ | 海带＋柿子：胃肠不适。 |
| | 海带＋猪血：同食会便秘。 |

适宜人群 ▶

宜　适宜缺碘、甲状腺肿大、高血压、高血脂、冠心病、糖尿病、动脉硬化、骨质疏松、营养不良性贫血、头发稀疏者可多食。精力不足、缺碘人群、气血不足及肝硬化腹水和神经衰弱者尤宜食用。

忌　脾胃虚寒的人、患有甲亢的病人、孕妇和乳母、沿海的高碘地区的人均应慎食海带。

美肴亲荐 ▶

海带炖豆腐

豆腐200克，海带100克，葱、姜、盐、食用油各适量。将海带用温水泡发，洗净切丝；豆腐用清水煮沸，捞出沥水，切成小方丁。葱花、姜末下食用油锅煸香，放入海带、豆腐和适量清水煮沸，加盐，用小火炖至海带、豆腐入味，装盘即可食用。此菜可作为甲状腺肿大、甲状腺机能亢进、高血脂、高血压、淋巴结肿大等患者的保健菜肴。

🍀 紫菜，防止游离钙在血管壁上沉积 🐝

性味归经　性凉，味甘、咸，入肺经。

紫菜是在海中互生藻类的统称。紫菜属海产红藻，叶状体由包埋于薄层胶质中的一层细胞组成，深褐、红色或紫色。紫菜固着器盘状，假根丝状，生长于浅海潮间带的岩石上。紫菜种类多，主要有条斑紫菜、坛紫菜、甘紫菜等。

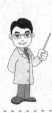

食用方法

紫菜可凉拌、炒食、制馅、炸丸子、脆爆，作为配菜或主菜与鸡蛋、肉类、冬菇、豌豆尖和胡萝卜等搭配做菜等。

养血管功效

紫菜含有的牛磺酸可促进胆固醇分解，降低血清中的有害胆固醇。紫菜中镁的含量很高，能显著降低血清中胆固醇的总含量。紫菜中的胆碱可以代谢脂肪，保护血管健康，有效预防动脉硬化，从而降低血压。紫菜中含有的藻朊酸钠和锗，能改善血管狭窄的情况，改善血管的机能，有益于高脂血症并发高血压患者控制病情。

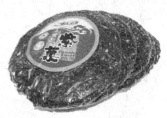

搭配宜忌 ▶

 紫菜+鸡蛋：补充维生素 B_{12} 和钙质。
✔ 紫菜+甘蓝：更好发挥营养功效。

 紫菜+柿子：影响钙质的吸收。
✘

适宜人群 ▶

宜 一般人均宜食用，尤其适合甲状腺肿大、水肿、慢性支气管炎、咳嗽、瘰疬、淋病、脚气、高血压、肺病初期、心血管病和各类肿块、增生的患者。

忌 不宜多食，消化功能不好、素体脾虚者少食，可致腹泻；腹痛便溏者禁食；乳腺小叶增生以及各类肿瘤患者慎用；脾胃虚寒者切勿食用。

南瓜花紫菜蛋汤

　　南瓜花6朵，紫菜一小块，鸡蛋2个，香葱3根，盐、香油各适量。南瓜花去心，洗净备用；锅里放上水，紫菜淘洗干净放入，煮开；水开后放入南瓜花，调入；鸡蛋打散；沥入锅中搅拌一下，关火放入香油即可。

海蜇，扩张血管，降低血压

性味归经 性平，味甘、咸，入肝、肾经。

海蜇，伞部隆起呈馒头状，直径达五十厘米，最大可达约一米五，胶质较坚硬，通常青蓝色；触手乳白色。口腕八枚，缺裂成许多瓣片。海蜇广布于我国南北各海中。可供食用，并可入药。

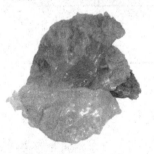

食用方法
海蜇可以凉拌、煲汤、清炒等。

养血管功效
海蜇能扩张血管，降低血压，防治动脉粥样硬化，同时也可预防肿瘤的发生，抑制癌细胞的生长。

搭配宜忌

宜 ✔	**海蜇+木耳**：润肠美肤嫩白降压。
忌 ✘	**海蜇+柿子**：腹胀。

宜 一般人均可食用。

忌 脾胃虚寒者慎食。

美肴亲荐

凉拌海蜇皮

白黄瓜2根，海蜇皮300克，大蒜四瓣，香菜一棵，盐、鸡精、香醋、香油各适量。海蜇皮用清水反复清洗，然后切丝，洗净后用清水浸发，直至去掉其涩味和咸味；用70℃左右的水焯一下海蜇皮，下锅后3秒钟马上捞出在凉开水中浸发，用时挤干水分；黄瓜切条，大蒜捣成泥，香菜切段；所有的原料混合，淋入香油拌匀，然后添加适量盐、香醋和鸡精，拌匀即可。此菜肴有降血压的功效。

第五章

121

食物中的『清道夫』，疏通血管不在话下

🍀 鲤鱼，降低胆固醇和甘油三酯 🐝

性味归经 性平，味甘，入脾、肾经。

鲤鱼又称拐子、鲤子，因鳞上有十字纹理，故称鲤鱼。鲤鱼体态肥壮艳丽，肉质细嫩鲜美，被列为中国四大名鱼之首。逢年过节，家家户户的

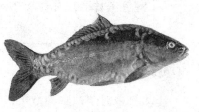

餐桌上都少不了鲤鱼，取其"年年有余""鲤鱼跳龙门"之意，以增添喜庆气氛。除了作为美味外，鲤鱼还是一种观赏鱼，相传明朝万历年间，御花园中就养红鲤鱼。

食用方法

鲤鱼可煲汤、清蒸、炒食，也可直接炖食。

养血管功效

鲤鱼的脂肪呈液态，大部分由不饱和脂肪酸组成，具有良好的降低胆固醇的作用，经常食用可防治动脉硬化和冠心病。鲤鱼肉中大量的氨基乙磺酸，是维持人体眼睛健康、视觉正常的重要物质之一，还具有增强人体免疫力、维持血压正常、增强肝脏功能等作用。

搭配宜忌

宜 ✔	鲤鱼+红豆：消水肿。
	鲤鱼+香菇：提供全面的营养。
	鲤鱼+米醋：利湿。
	鲤鱼+大白菜：改善妊娠水肿。
	鲤鱼+紫甘蓝：营养吸收更全面。
	鲤鱼+花生：有利于营养的吸收。
	鲤鱼+枣：滋补暖胃、强心补血。
忌 ✘	鲤鱼+狗肉：可能产生不利于人体的物质。
	鲤鱼+山药：同食会引起腹痛、恶心、呕吐等症状。
	鲤鱼+南瓜：一起吃会中毒。
	鲤鱼+鸡肉：性味不反但功能相乘。
	鲤鱼+甘草：同食会中毒。
	鲤鱼+猪肝：影响消化。

适宜人群

宜 鲤鱼对孕妇胎动不安、妊娠性消肿有很好的食疗效果。中医学认为，鲤鱼各部位均可入药。鲤鱼皮可治疗鱼梗；鲤鱼血可治疗口眼歪斜；鲤鱼汤可治疗小儿身疮；用鲤鱼治疗怀孕妇女的浮肿，胎动不安有特别疗效。

忌 恶性肿瘤，淋巴结核，红斑狼疮，支气管哮喘，小儿痄腮，血栓闭塞性脉管炎，痈疖疔疮，荨麻疹，皮肤湿疹等疾病患者均忌。

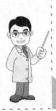

> **清蒸鲤鱼**
>
> 鲤鱼 500 克，水发玉兰片 50 克，水发香菇、料酒各 25 克，番茄、菜心各 50 克，食用油 1000 克（实耗 75 克），鸡油、蒜各 10 克，葱 15 克，姜 8 克，味精 2 克，盐 5 克，青椒丝、鲜汤各适量。将鲤鱼去鳞、鳃、内脏，洗干净后放在案板上，用刀在鱼体上每隔一段斜剖一刀纹，用盐抹匀鱼身，腌渍片刻。葱去皮，洗净，切斜段。姜、蒜去皮，洗净，切片。玉兰片洗净，切薄片。香菇洗净，切去根蒂。番茄用开水烫过，去皮，去子，切成斜块。菜心洗净，用开水焯烫；把准备好的各种原料装盘，放在锅里蒸上 13 ~ 15 分钟，去水；熟油和酱油炒好，放姜丝、青椒丝，翻炒一下，淋在蒸好的鱼上即可。对于孕妇胎动不安、妊娠性消肿有很好的食疗效果。

❀ 鳝鱼，排出体内胆固醇和中性脂肪

性味归经 性温，味甘，入肝、脾、肾经。

鳝鱼又称黄鳝、长鱼、海蛇，因肤色黄，故有黄鳝之称。鳝鱼味鲜肉美，刺少肉厚，食之增力。日本人爱吃鳝鱼，日本各地素有三伏天吃烤鳝鱼片的习俗。我国则喜食小暑前后一个月的鳝鱼，故有"小暑黄鳝赛人参"之说。

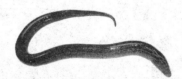

食用方法

鳝鱼可以红烧、炒、炖等。

养血管功效

鳝鱼体内所含的特种物质"鳝鱼素"，能降低和调节血糖，对糖尿

病有较好的治疗作用，加之所含脂肪极少，因而是糖尿病患者的理想食品。鳝鱼还可以降低血液中胆固醇的浓度，有效防治动脉硬化引起的心血管疾病。

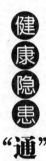

搭配宜忌

宜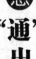

鳝鱼＋五味子：可以治疗慢性肝炎。

鳝鱼＋豆腐：可以加倍吸收钙。

鳝鱼＋西瓜：可以补虚损、祛风湿。

鳝鱼＋核桃：可以降血糖。

鳝鱼＋莲藕：可以强肾壮阳、滋阴健脾。

鳝鱼＋黄花：可以通血脉、利筋骨。

鳝鱼＋苹果：可以治疗腹泻。

鳝鱼＋青椒：可以降血糖、降脂。

忌

鳝鱼＋菠菜：一起吃易导致腹泻。

鳝鱼＋甲鱼：会影响胎儿健康。

鳝鱼＋银杏：会易中毒。

鳝鱼＋狗肉：会温热助火。

适宜人群

宜 老少皆宜，产妇、眼疾患者、糖尿病患者可多吃。

忌 虚热或热证初愈，痢疾、腹胀者不宜用。

美肴亲荐

黄鳝肉丝粥

黄鳝 150 克，猪瘦肉 60 克，粳米 100 克，姜丝、葱末、盐、味精、料酒、熟猪油各适量。将黄鳝洗净切段；猪瘦肉切丝；粳米淘洗干净，备用。锅内加水适量，放入黄鳝段、猪肉丝、粳米、姜丝、葱末、盐、料酒一起煮粥，熟后调入味精、熟猪油即成。每日食用 1~2 次，长期食用，有显著的降血糖作用。适宜于糖尿病患者食用。

三文鱼，预防心血管疾病

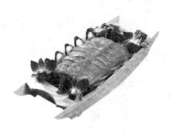

性味归经 性温，味甘，归胃经。

三文鱼也叫撒蒙鱼或萨门鱼，是西餐中较常用的鱼类原料之一。在不同国家的消费市场三文鱼涵盖不同的种类，挪威三文鱼主要为大西洋鲑，芬兰三文鱼主要是养殖的大规格红肉虹鳟，美国的三文鱼主要是阿拉斯加鲑鱼。大马哈鱼一般指鲑形目鲑科太平洋鲑属的鱼类，有很多种，如我国东北产大马哈鱼和驼背大马哈鱼等。

食用方法

三文鱼可以生吃，也可以蒸食、红烧、炖。

养血管功效

三文鱼中含有丰富的不饱和脂肪酸，能有效降低血脂和血胆固醇，防治心血管疾病，每周两餐，就能将受心脏病攻击死亡的概率降低三分之一。鲑鱼还含有一种叫做虾青素的物质，是一种非常强力的抗氧化剂。其所含的Ω-3脂肪酸更是脑部、视网膜及神经系统所必不可少的物质，有增强脑功能、防止老年痴呆和预防视力减退的功效。

搭配宜忌

宜

三文鱼+西红柿：滋润肌肤抗衰老。

三文鱼+圣女果：滋润肌肤抗衰老。

三文鱼+蘑菇：可提高免疫力。

三文鱼+豆腐：可滋阴润燥、健脾开胃。

三文鱼+米饭：可降胆固醇。

三文鱼+芥末：可除腥、补充营养。

适宜人群 ▶

宜 心血管疾病、贫血、感冒患者均宜食用。适合患有消瘦、水肿、消化不良等症人群。

忌 过敏体质、痛风、高血压患者、孕妇忌吃三文鱼。

美肴亲荐 ▶

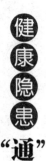

鲜香清蒸三文鱼

三文鱼肉半斤，青葱数根（切粒）1杯，姜（切末）1/4杯，蒜4瓣（切末），鲜酱油1/3杯，料酒4小勺，菜油2小勺，白糖1小勺（可不放）。三文鱼去皮洗净，切块（宽1寸，长2~3寸）放入蒸盘，加4勺料酒；蒸锅水开后，将放好鱼的蒸盘置入，加盖蒸20分钟；热炒锅加2勺菜油，放葱、姜、蒜爆香；加入酱油、白糖拌炒；将蒸好的鱼盘取出，把蒸出的鱼汁倒入炒好的葱姜蒜料汁，拌匀后淋在蒸好的三文鱼上即可上桌。此菜肴有预防心血管疾病的功效。

☘ 金枪鱼，有效降低血压 🐝

性味归经 性平，味甘，归肝、肾经。

金枪鱼又叫鲔鱼，香港称吞拿鱼，澳门以葡萄牙语旧译为亚冬鱼，大部分皆属于金枪鱼属。金枪鱼的肉色为红色，这是因为金枪鱼的肌肉中含有大量的肌红蛋白所致。有些金枪鱼，例如蓝鳍金枪鱼可以利用泳肌的代谢；使体内血液的温度高于外界的水温。这项生理功能使金枪鱼能够适应较大的水温范围，从而能够生存在温度较低的水域。

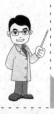

食用方法

金枪鱼可煲汤、红烧，做紫菜包饭、沙拉、披萨、面包等。

养血管功效

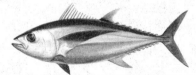

金枪鱼中的 EPA、蛋白质、牛黄酸均有降低胆固醇的卓效，经常食用，能有效地减少血液中的恶性胆固醇，增加良性胆固醇，从而预防因胆固醇含量高所引起的疾病。

搭配宜忌 ➤

宜 ✔
金枪鱼＋豆腐：可以促进智力发育。

金枪鱼＋木耳：同吃可以提高免疫力。

忌 ✘
金枪鱼＋石榴金：不利营养消化吸收。

金枪鱼＋茶：不利营养消化吸收。

适宜人群 ➤

宜 一般人都可食用，更是女性美容、减肥的健康食品，尤适宜心脑血管疾病患者。

忌 脾胃虚寒等消化系统疾病患者忌食金枪鱼。

美肴亲荐 ➤

金枪鱼油醋沙

金枪鱼100克，橄榄油1汤匙，紫甘蓝50克，芒果1~2个，黄瓜半根，柠檬少许，果醋2汤匙，白糖少许，盐少许。将所有蔬菜和水果洗净沥去水分；取一干净容器，倒入橄榄油，接着倒入果醋，并挤入少许柠檬汁，往油醋汁中加少许盐和糖调味，将调好的油醋汁充分搅拌均匀；紫甘蓝洗净切细丝；黄瓜切薄片；芒果去皮切小丁；金枪鱼捞出沥去油和汤汁；取一个大些的深碗，将紫甘蓝丝放入碗中，放入黄瓜片，接着放入芒果丁，最后放入金枪鱼，倒入调好的油醋汁，搅拌均匀，装盘即可食用。

🍀 牡蛎，减少胆固醇蓄积

性味归经 性微寒，味咸，归肝、胆、肾经。

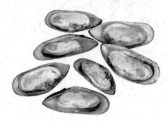

牡蛎及其近缘动物的全体，是海产贝壳。在亚热带、热带沿海都适宜牡蛎的养殖，我国分布很广，北起鸭绿江，南至海南岛，沿海皆可产蚝。牡蛎乃软体有壳，依附寄生的动物，咸淡水交界所产尤为肥美。是软体动物，有两个贝壳，一个小而平，另一个大而隆起，壳的表面凹凸不平。肉供食用，又能提制蚝油。肉，壳，油都可入药，也叫蚝或海蛎子。

食用方法

牡蛎可以生食、烤食、烟熏、油炸、涮火锅、熬粥、姜葱焗等，还可以做蚝豉。

养血管功效

牡蛎所含的牛磺酸、DHA、EPA 是智力发育所需的重要营养素。糖元是人体内能量的储备形式，能提高人的体力和脑力的活动效率。另外，药理学试验研究表明，运用牡蛎壳增加体内的含锌量，可提高机体的锌镉比值，有利于改善和防治高血压，起到护脑、健脑的作用。

搭配宜忌

 宜 ✔
牡蛎＋豆瓣酱：去腥。
牡蛎＋鸡蛋：促进骨骼生长。

 忌 ✘
牡蛎＋玉米面：影响锌的吸收。
牡蛎＋芹菜：降低锌的吸收。

适宜人群

宜 一般人群均可食用。适宜体质虚弱儿童、肺门淋巴结核、颈淋巴结核、瘰疬、阴虚烦热失眠、心神不安、癌症及放疗、化疗后食用；

是一种不可多得的抗癌海产品，适宜作为美容食品食用；适宜糖尿病人、干燥综合征、高血压、动脉硬化、高脂血症之人食用；妇女更年期综合征和怀孕期间皆宜食用。

忌 患有急慢性皮肤病者忌食；脾胃虚寒、滑精、慢性腹泻、便溏者不宜多吃。

美肴亲荐 ▶

牡蛎肉炖豆腐白菜	牡蛎肉、豆腐、白菜各 200 克，植物油、葱、姜、精盐、胡椒面、味精各适量。将牡蛎肉洗净，放盘；将豆腐洗净，切块；白菜切成片，葱、姜切丝；将植物油放锅内烧热，放葱、姜煸炒片刻，放豆腐稍煎，加水 800 毫升，投入白菜、牡蛎炖至白菜熟烂，加胡椒面、味精、精盐调匀即可食用。此菜肴有清热散血、滋阴养血、美颜、降脂瘦身等功效。

🍀 带鱼，修复破损血管 🐝

性味归经 性平，味甘，入脾、肾经。

带鱼是一种咸水鱼，因其身体扁长，形似带子，故得名。它肉肥刺少，味道鲜美，营养丰富，鲜食、腌制、冷冻均可，深受人们的欢迎。带鱼数量极多，与大、小黄鱼及乌贼并称为中国的四大海产。

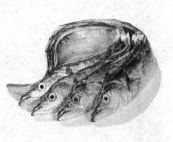

食用方法
带鱼腥气较重，宜红烧，糖醋，不适合清蒸。

养血管功效
带鱼含镁元素丰富，对心脑血管系统有很好的保护作用，有利于预防高血压、心肌梗死等心脑血管疾病；带鱼的脂肪多为不饱和脂肪酸，还具有降低胆固醇的作用。

搭配宜忌

 宜
带鱼+香菇：可以提高免疫力。
带鱼+牛奶：可以健脑补肾、滋补强身。
带鱼+豆腐：可以补气养血。

忌
带鱼+菠菜：不利营养吸收。
带鱼+南瓜：易中毒。

适宜人群

 宜 老少皆宜，尤其适合老人、儿童、孕产妇、心脑血管病患者，以及白血病、胃癌、淋巴肿瘤患者。

忌 服用某些药物者、出血性疾病患者、痛风患者、肝硬化患者、结核患者、孕妇均不宜吃带鱼。

美肴亲荐

萝卜干炖带鱼

新鲜带鱼500克，萝卜干150克，花椒5粒，大料2粒，干辣椒2个，葱、姜、蒜片各15克，酱油、料酒各15毫升，白糖10克，醋20毫升，盐2克，味精少许。将带鱼收拾干净后切段，萝卜干切成小段。将带鱼段放入油锅中两面稍煎一下，铲出。锅中留底油，先入花椒、大料、干辣椒爆香，然后下葱、姜、蒜片、萝卜干翻炒片刻，加入酱油、白糖、料酒、盐、醋及少量清水，烧开后放入带鱼，焖至汤汁将干时放味精拌匀即可。带鱼含有丰富的镁元素，对心血管系统有很好的保护作用，有利于预防高血压、心肌梗死等心血管疾病。常吃带鱼还有养肝补血、润肤养发等功效。

菌　类

🍀 香菇，预防血管硬化 🐝

性味归经 性平，味甘，入脾、胃经。

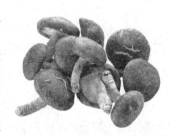

香菇是一种高蛋白、低脂肪的保健食品，是菌类中的"灵芝草"，素有"蘑菇皇后""干菜之王"的美称。香菇味道鲜美，香气沁人，其食疗价值在草菇、平菇之上，自古以来被誉为"仙家之珍品"，是延年益寿的上品。近年来，美国科学家发现香菇中含有加强机体抗癌的物质，因此，人们又把香菇称为"抗癌新兵"。

食用方法
香菇可以拌、炒、炖、煲汤，也可以做馅料。

养血管功效
香菇中含有嘌呤、胆碱、酪氨酸、氧化酶以及某些核酸物质，能起到降血压、降胆固醇、降血脂的作用，又可预防动脉硬化、肝硬化等疾病。

搭配宜忌 ▶

宜 ✔	
香菇＋牛肉酱：	易于消化。
香菇＋薏米：	健脾利湿、理气化痰。
香菇＋鳕鱼：	补脑健脑。
香菇＋鲤鱼：	提供全面的营养。
香菇＋油菜：	防止便秘。
香菇＋荸荠：	益胃助食。

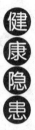	香菇+木瓜：降压减脂。
	香菇+鸡腿：提供高质量蛋白质。
	香菇+仔鸡：改善便秘。
	香菇+牛肉：易于消化。
	香菇+鹌鹑蛋：面部易长黑斑。
	香菇+河蟹：易引起结石症。
	香菇+虾：易引起过敏，哮喘患者尤要注意。
	香菇+西红柿：破坏类胡萝卜素。

适宜人群

宜 一般人群均可食用。尤其适合高血压、高脂血症、癌症患者、感冒患者及减肥者食用。

忌 肠胃虚弱的人不宜过食香菇。

美肴亲荐

香菇炖鸡
鸡肉400克，香菇80克，葱段、姜片、料酒、盐各适量。鸡肉洗净，剁块，氽烫；香菇去蒂，洗净，浸泡。将鸡肉块、香菇（连同泡香菇的水）、葱段、姜片放入砂锅中，倒入适量清水，烹料酒，炖煮至熟，加盐调味即可。鸡肉与香菇搭配，可帮助排泄，改善便秘，预防脑卒中及大肠癌。

🍀 金针菇，抑制血压升高 🐝

性味归经 性平，味甘，入肺、胃、肾经。

金针菇菌盖小巧细腻，呈黄褐色或淡黄色，菌柄细长，形似金针菜，故称金针菇。金针菇既是一种美味食品，又是较好的保健食品，因为金

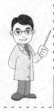

针菇含有丰富的蛋白质，且含锌量高，能促进儿童智力发育，所以又被誉为"益智菇"。

食用方法

金针菇可凉拌、爆炒、煲汤、蒸、烤等。

养血管功效

金针菇是一种高钾低钠食物，可抑制血脂升高，降低胆固醇，防止高血脂症，从而减少心血管疾病的发生。

	宜 ✔	金针菇 + 鸡肉：益气补血。
		金针菇 + 猪肚：开胃消食。
		金针菇 + 豆腐：益智强体、降血糖。
		金针菇 + 西兰花：增强肝脏解毒能力、提高机体免疫力。
	忌 ✘	金针菇 + 牛奶：引发心绞痛。
		金针菇 + 驴肉：心痛。
		金针菇 + 牛奶：消化不良。

适宜人群

宜 适合气血不足、营养不良的老人与儿童，肝病及胃、肠道溃疡、心脑血管疾病患者食用。

忌 脾胃虚寒、慢性腹泻的人不宜吃太多金针菇。关节炎、红斑狼疮患者也要慎食，以免加重病情。

美肴亲荐

香油金针菇　　金针菇250克，青椒50克，盐2克，鸡粉2克，香油8克。金针菇去根，洗净切段；青椒切丝；金针菇、青椒丝放入盘中，加盐、鸡粉拌匀，淋香油即可。金针菇适合气血不足、营养不良的老人、儿童、癌症患者、肝脏病患者、胃溃疡、心脑血管病患者食用。

🍀 木耳，清肠胃，抑制血小板聚集 🐝

| 性味归经 | 性平，味甘，入胃、大肠经。

黑木耳在我国已有 1000 多年的栽培历史，因其生长于腐木之上，故得名木耳。黑木耳营养丰富，可与动物性食物相媲美，且含铁量极高，是一种极佳的天然补血蔬菜，有"素中之荤"之美誉，世界上被称之为"中餐中的黑色瑰宝"。

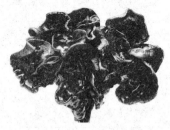

▍食用方法

木耳一般以干品泡发后，炒食，做汤或凉拌，也可鲜食。

▍养血管功效

木耳含有丰富的维生素 K，可减少血液凝块，预防血栓等症的发生，有预防动脉粥样硬化和冠心病的作用，木耳所含的磷脂成分，能分解胆固醇和甘油三酯，使血液循环顺畅。

搭配宜忌 ▶

宜 ✓	
木耳＋海蜇：	润肠美肤、嫩白降压。
木耳＋鱿鱼：	使肤质嫩滑。
木耳＋鲫鱼：	补充核酸抗老化。
木耳＋猪血：	增强体质。
木耳＋豇豆：	平稳血压。
木耳＋芦荟：	治疗糖尿病。
木耳＋竹笋：	清热泻火。
木耳＋圆白菜：	补肾壮骨、填精健脑、健脾通络。
木耳＋荸荠：	补气强身。
木耳＋春笋：	补血。
木耳＋枣：	补血、调经。

忌 ✕	木耳＋螺：腹胀。
	木耳＋青、白萝卜：引发皮炎。
	木耳＋鸭肉：造成身体不适。
	木耳＋马肉：同食易得霍乱。

适宜人群

宜 老少皆宜，尤其适合消化不良者、脑血栓患者和肿瘤患者。

忌 脾胃虚寒、慢性腹泻者慎食。黑木耳有活血抗凝的作用，有出血性疾病的人不宜食用，孕妇不宜多吃。

美肴亲荐

木耳炒西芹

　　鲜木耳、嫩西芹各 100 克，红椒 1 只，大蒜 10 克，色拉油 8 毫升，盐 5 克，鸡精 2 克，白糖 1 克，湿生粉适量。鲜木耳洗净切条；嫩西芹去皮切条；红椒切条；大蒜切粒。烧锅加水，待水开时，投入木耳、西芹，用大火稍煮，倒出。另烧锅下油，放入蒜米、红椒条煸锅，加入鲜木耳条、西芹条，调入盐、鸡精、白糖，用中火炒透入味，下湿生粉勾芡，翻炒几次即可。黑木耳含铁量为同类食品之冠，且含丰富的纤维素和特殊的植物胶质，能促进肠道脂肪排泻，以减少对脂肪的吸收，是理想的健美瘦身佳肴。

🍀 猴头菇，促循环，降胆固醇 🐝

性味归经 性平，味甘，归脾、胃、心经。

　　猴头菇，又叫猴头菌，只因外形酷似猴头而得名。猴蘑，猴头，猴菇，是中国传统的名贵菜肴，肉嫩、味香、鲜美可口。是四大名菜

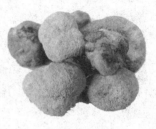

食物中的『清道夫』，疏通血管不在话下

（猴头、熊掌、燕窝、鱼翅）之一，有"山珍猴头、海味鱼翅"之称。

食用方法

猴头菇凉拌、红烧、爆炒、做馅料。

养血管功效

猴头菇含不饱和脂肪酸，能降低血胆固醇和甘油三酯含量，调节血脂，利于血液循环，是心血管患者的理想食物。猴头菇有增强机体耐缺氧的功效，增加心脏血液输出量，加速机体血液循环。

搭配宜忌

 猴头菇+白术：*活血滋补。*

 猴头菇+野鸡肉：*易导致出血。*

适宜人群

宜 适年老体弱者食用，有滋补强身的作用。

忌 腹泻患者避免食用猴头菇。

美肴亲荐

冬菇烧猴头菇

干猴头菇 200 克，水发冬菇 250 克，火腿 100 克，黄瓜皮 40 克、鲜汤、料酒、精盐、味精、湿淀粉、酱油各适量。将干猴头菇放入沸水锅中焖约 30 分钟取出，去蒂，挤干水，加入温水中浸泡片刻，洗净，沥干水，顺毛切成薄片；水发冬菇、黄瓜皮洗净，分别切成薄片；火腿切成薄片。将猴头菇片、火腿片、冬菇片、黄瓜皮分别摆成 4 排，放入碗内。将料酒、酱油、鲜汤、精盐倒入另 1 碗内调匀，然后浇入摆有猴头菇的碗内，上笼蒸约 60 分钟取出，滗出汤汁，扣在盘内，揭去碗。汤锅上旺火，倒入滗出的汤汁烧沸，放味精，用湿淀粉勾芡，出锅浇在盘内即可。适用于慢性支气管炎服食。

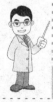

水 果

🍀 柠檬，预防心血管疾病 🐝

性味归经 性大寒，味甘、酸，归肝、胃经。

柠檬，芸香科柑橘属植物，又称柠果、洋柠檬、益母果等。小乔木，枝少刺或近于无刺，嫩叶及花芽暗紫红色，叶片厚纸质，卵形或椭圆形。单花腋生或少花簇生。果椭圆形或卵形，果皮厚，通常粗糙，柠檬黄色，果汁酸至甚酸，种子小，卵形，端尖；种皮平滑，子叶乳白色，通常单或兼有多胚。

▌食用方法
柠檬可泡水、榨汁、泡酒、炒、腌制等。

▌养血管功效
柠檬富含维生素 C 和维生素 P，能增强血管弹性和韧性，可预防和治疗高血压、心肌梗死症状。近年来国外研究还发现，青柠檬中含有一种近似胰岛素的成分，可以使异常的血糖值降低。

搭配宜忌 ➤

宜 ✔ 柠檬＋羊排：同食可除掉羊肉的膻味，让食物的味道极佳。

忌 ✘
柠檬＋海鲜：影响钙的吸收，导致胃肠不适。

柠檬＋牛奶：影响胃、肠的消化。

柠檬＋牛蛙：造成消化不良。

柠檬＋胡萝卜：破坏维生素 C。

适宜人群

宜 一般人群均可食用。尤其适合暑热烦渴、消化不良、高血压、维生素 C 缺乏者。

忌 牙痛者、糖尿病患者、胃及十二指肠溃疡或胃酸过多者忌用。

美肴亲荐

柠檬红茶

红茶 2 包，柠檬 1 个，冰块适量，薄荷叶适量。取一容器洗净，擦去水分，放入红茶包，煮沸水后冲入容器内，使红茶包浸泡 3 分钟左右，捞出茶包，放至凉温；柠檬洗净外皮，切成小三角；将柠檬加入到红茶内，如果喜欢喝冰饮的，可以待红茶凉却后加入冰块，最后在柠檬红茶里加入新鲜洗净的薄荷叶。可帮助消化，滋润肌肤，促进血液循环，特别适合餐后饮用，天气炎热时，更具有生津、止渴、解暑的作用。

❀ 苹果，降低血液黏稠度

性味归经 性平，味酸、甘，入脾、胃经。

苹果色、香、味俱全，品种繁多，颜色不一，味道酸甜可口，是老少皆宜的水果之一。在国外，苹果有"三果"之美誉，即"减肥果"

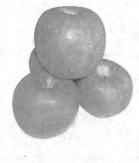

"青春果"和"智慧果"。欧美国家把苹果作为瘦身必备食材，每周节食一天，这一天吃苹果，号称"苹果日"。

食用方法

苹果可直接食用，也可做水果沙拉、熬粥等。

养血管功效

苹果含有较多的钾，可与体内过剩的钠结

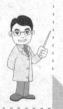

合并排出体外，从而降低血压。同时，钾离子能有效保护血管，降低脑卒中的发生率。苹果含有丰富的铬，能提高糖尿病患者对胰岛素的敏感性；苹果酸可稳定血糖，预防老年糖尿病。

搭配宜忌

宜	苹果＋枸杞：可治疗小儿下痢。
	苹果＋大麦：可温中下气。
	苹果＋绿茶：可防癌、抗老化。
	苹果＋银耳：可润肺止咳。
	苹果＋芦荟：可生津止渴、健脾益胃。
	苹果＋番茄：可调理肠胃。
	苹果＋黄瓜：可助消化。
	苹果＋洋葱：可保护心脏。
	苹果＋香蕉：可防止铅中毒。
	苹果＋桃子：可润肠通便。
	苹果＋咸菜：防癌。
	苹果＋鱼肉：可治疗腹泻。
	苹果＋酸奶：可开胃消食、润肠排毒。
忌	苹果＋鹅肉：会导致腹泻。
	苹果＋沙丁鱼：身体不适。
	苹果＋海鲜：会引起腹痛、呕吐。
	苹果＋萝卜：会导致甲状腺肿大。
	苹果＋白萝卜：会导致甲状腺肿。
	苹果＋胡萝卜：会破坏维生素 C。
	苹果＋紫甘蓝：营养维生素的吸收。

适宜人群

宜 老少皆宜。尤其适合婴幼儿、老人食用。

忌 胃寒、脾胃虚弱患者慎食。

葡萄苹果沙拉

取紫葡萄 200 克，苹果 2 个，生菜、脱脂酸奶酪各 100 克，低脂蛋黄酱 20 克，鲜柠檬汁 20 毫升，低脂酸奶油、柠檬皮丝各 10 克，精盐、黑胡椒粉各 2.5 克。葡萄洗净切成两半。苹果洗净，去核，切成小块。苹果块放入容器中，撒上柠檬汁，拌匀，可防苹果块变成棕色。再将葡萄和生菜放入容器中，拌匀。将脱脂酸奶酪、低脂酸奶油、低脂蛋黄酱放入容器中，拌匀，撒上柠檬皮丝、精盐、黑胡椒粉，拌匀。此菜肴有健脑益智的作用。适用于脑力劳动者养生健脑。

❀ 葡萄，改善血液黏稠状况 🐝

性味归经 性平，味甘、酸，入肺、肾经。

葡萄形如珍珠，肉软清甜，营养丰富，有"晶明珠"之称。它不但可以用来酿酒、榨成汁，还可以把葡萄晒成葡萄干。特别是葡萄汁，被科学家誉为"植物奶"。欧洲是葡萄和葡萄酒最大的生产区和消费区，尤其是法国、意大利和西班牙三个国家。而我国葡萄的主要产地在西北地区的新疆。

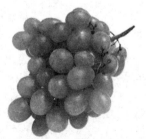

食用方法
葡萄可以生食、榨汁、熬粥、拌凉菜等。

养血管功效
现代研究发现，葡萄具有比阿斯匹林更好的阻止血栓形成的作用。同时，对于人体血清胆固醇也能很好地降低，对心脑血管病有很好

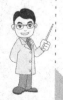

的防治效果。葡萄中拥有大量的糖分，而这些糖分中主要是葡萄糖，可以迅速被人体吸收。所以，低血糖的人多吃葡萄有助于病症的缓解。

 搭配宜忌

宜	葡萄＋枸杞子：可补血养肝。
	葡萄＋蜂蜜：可治感冒。
	葡萄＋糯米：可消除疲劳。
	葡萄＋山药：可补虚养身。
忌	红枣＋胡萝卜：会减低营养价值。
	葡萄＋白萝卜：导致甲状腺肿。
	红枣＋玄参：功能相克。
	红枣＋葱：易导致消化不良。
	葡萄＋螃蟹：身体不适。
	葡萄＋虾：身体不适。

 适宜人群

宜 老少皆宜，尤其适合贫血、高血压、水肿、神经衰弱、疲劳者以及儿童、妇女、体弱者。

忌 糖尿病患者慎食。

 美肴亲荐

山莲葡萄粥　莲子25克，山药500克，葡萄干30克，柠檬汁和白糖适量。山药洗净后切成薄片，莲子洗净。山药与莲子一起放入锅中，烧至八成熟后放入葡萄干，烧开即成，最后把柠檬汁和白糖调配放入锅内搅匀。具有补脾养心的功效，可治虚烦、消渴、不思饮食、肌肉消瘦等。

蓝莓，强化毛细血管

性味归经 性平，味甘，归肝、胃、脾、心经。

蓝莓，一种浆果，属杜鹃花科，越橘属植物。起源于北美，多年生灌木小浆果果树。因果实呈蓝色，故称为蓝莓。第一种是低灌木，矮脚野生，颗粒小，含丰富花青素；第二种是人工培育蓝莓，能成长至240厘米高，果实较大，果肉饱满，改善了野生蓝莓的食用口感，增强了人体对花青素的吸收。

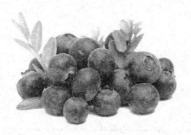

食用方法
蓝莓制成果酱、糖拌、做馅料。

养血管功效
蓝莓中丰富的维生素C具有预防癌症，抵抗心脏病的功效。蓝莓果胶丰富，可以稀释人体脂肪，保护人体心脑血管的健康。另外，蓝莓中还含有丰富的抗氧化剂，可以延缓人体的衰老。蓝莓中的花色苷有很强的抗氧化性，可抗自由基、延缓衰老，防止细胞的退行性改变，对于抑制血小板聚集，预防大脑病变、动脉硬化等病症具有一定的效果。同时还可以强化毛细血管、改善血液循环、减弱血小板的黏滞性，防止血凝块产生、增强心脑功能、增强儿童骨质密度、防止便秘。

 搭配宜忌

 宜 蓝莓＋酸奶：壮骨、增加免疫力。

 忌 蓝莓＋高钙食物：容易生成不能被人体吸收的草酸钙。

适宜人群

宜 一般人群均可食用。心脏功能不佳，心脏病患者尤宜食用。

忌 腹泻时勿食，糖尿病人慎食。

美肴荐

蓝莓山药

山药 300 克，蓝莓果酱 100 克，冰糖 50 克，淡奶油 100 毫升，盐 1 克，蜂蜜适量。刮去山药的外皮，切块放入微波炉专业蒸笼，高火 10 分钟直到山药变软；山药蒸好后，稍微冷却一下。放在案板上，先用刀按压碎，再放入碗中，用勺子压成更细腻的泥状，不要有结块；在山药泥中加入盐和淡奶油充分搅匀；将山药泥放入裱花袋种，放入冰箱备用；小锅中倒入清水，加入蓝莓果酱和冰糖，用大火煮开后，转成小火继续熬制，直到蓝莓酱和清水变得黏稠，加入蜂蜜搅拌均匀，将山药泥挤入杯中，淋上蓝莓酱即可。此菜肴健脾和胃、助消化。

🍀 柿子，增加冠状动脉血流量 🐝

性味归经 性寒，味甘、涩，入心、肺、大肠经。

柿子隶属柿科柿属，多年生落叶果树，是我国五大水果（萄、柑桔、香蕉、苹果、柿子）之一。成熟季节在十月左右，果实形状较多，有球形、扁桃、近似锥形、方形等，不同的品种颜

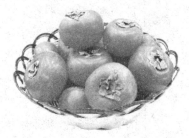

色从浅橘黄色到深橘红色不等，大小从 2 厘米到 10 厘米，重量从 100 克到 450 克。

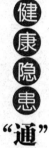

食用方法

柿子可以直接食用、制成果酱或晒成柿饼。

养血管功效

柿子富含果胶，它是一种水溶性的膳食纤维，有良好的润肠通便作用，对于纠正便秘，保持肠道正常菌群生长等有很好的作用。体力劳动者多吃大柿子，它有消炎和消肿的作用，能改善血液循环，促进肌腱炎症和外伤的康复。柿子的营养素十分丰富，与苹果相比，除了苹果中锌和铜的含量高于柿子外，其他成分均是柿子占优。俗语说"一日一苹果，医生远离我。"但是，要论预防心脏血管硬化，柿子的功效远大于苹果，堪称有益心脏健康的水果王。

搭配宜忌 ➡

宜 ✔	柿子＋猪肉：可滋补身体。
	柿子＋黑豆：可辅助治疗尿血、清热解毒。
忌 ✘	柿子＋海蜇：腹胀。
	柿子＋扇贝：同食会引起腹泻。
	柿子＋蟹：腹泻、腹痛、中毒。
	柿子＋虾：肚子痛、呕吐、恶心或腹泻等。
	柿子＋甲鱼：消化不良。
	柿子＋鸡蛋：腹泻、生结石。
	柿子＋鹅：严重会导致死亡。
	柿子＋章鱼：腹泻。
	柿子＋海带：胃肠不适。
	柿子＋海参：不易消化。
	柿子＋茼蒿：同食容易伤胃。
	柿子＋紫菜：影响钙的吸收。
	柿子＋石榴：身体不适。
	柿子＋土豆：既难消化，又不易排出。
	柿子＋紫薯：胃出血或胃溃疡。

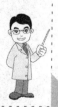

适宜人群

宜 一般人群均可食用。柿子为优良的降血压食物，适宜高血压患者食用；适宜痔疮出血、大便秘结者食用；因为鲜柿子中含碘量很高，适宜缺碘引起的甲状腺疾病患者食用；还适宜饮酒过量或长期饮酒者食用。

忌 患有慢性胃炎、消化不良等胃功能低下者不宜食柿子。柿子含糖量较高，故糖尿病患者不宜食用。病后体弱者、产后妇女以及风寒外感的患者忌食。

美肴荐荐

柿漆牛奶饮 柿漆（即未成熟柿子榨汁）30 毫升，牛奶 1 大碗。牛奶大火煮沸，倒入柿漆，分 3 次服用。此奶饮有清热降压的功效。适用于高血压头晕、头痛。对有脑卒中倾向者，可做预防用。

🍀 西瓜，利尿降压 🐝

性味归经 性寒，味甘、淡，无毒，归心、胃、膀胱经。

西瓜堪称"瓜中之王"，因在汉代从西域引入中原，故称"西瓜"。西瓜味道甘甜多汁，清爽解渴，素有"冷如冰雪甜如蜜"之美称，确实是一种理想的消暑佳品。外感暑热发烧、多汗时，饮用几杯西瓜汁，立刻使

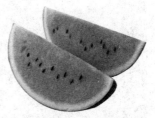

人神清气爽，烦躁顿消。因此，民间自古流传着"暑天半个瓜，药物不用抓"的说法。

食用方法

西瓜可以直接生食，也可以炒食、榨汁，做西瓜盅、雪糕等。

养血管功效

西瓜中的配糖体则有降低血压的作用。西瓜籽中含有丰富的锌和维生素 B_1，食用后可以增加机体对胰岛素的敏感性，控制和降低血糖。

搭配宜忌

宜 ✓	西瓜＋鸡蛋：营养互补。
忌 ✗	西瓜＋山竹：身体不适。 西瓜＋虾：腹痛、腹泻、恶心。 西瓜＋鲷鱼：引起胃肠不适。 西瓜＋羊肉：伤元气。

适宜人群

宜 一般人群均可食用。适宜高血压患者、急慢性肾炎患者、胆囊炎患者、高热不退者食用。

忌 糖尿病患者，脾胃虚寒、湿盛便溏者，产妇，肾功能不全者，阴虚内热、虚火上扰而致口腔溃疡者均不宜吃西瓜。

美肴亲荐

西瓜炒蛋

西瓜瓤500克（黄色最佳），鸡蛋5枚，素油100毫升。将鸡蛋打入碗内，西瓜瓤切成丁，用干净纱布包裹西瓜瓤丁，略挤去部分水分，然后放进盛有鸡蛋的碗内，加入精盐并调匀备用；炒锅放火上，倒入素油并烧热，放入调好的鸡蛋瓜丁糊，炒熟即成。本肴具有滋阴润燥、清咽开音、养胃生津的功效。适宜于阴虚内燥，肺虚久咳，咽痛失音，热病烦躁，胃燥口干，小便短赤及高血压病、糖尿病患者食用。阴虚燥热体质者，宜常食之，为滋润清燥保健之佳肴。

红枣，软化血管，降低血压

性味归经 性温，味甘，入脾、胃、心经。

红枣历史悠久，自古以来就被列为"五果"（桃、李、梅、杏、枣）之一。红枣以营养丰富、口感香甜赢得了人们的喜爱，被誉为"百果之王"。民间有"一日吃十枣，医生不用找""一天吃三枣，终身不显老""五谷加红枣，胜似灵芝草"的说法。

▋食用方法

红枣可以生食、熬粥、煲汤、泡茶等。

▋养血管功效

红枣中所含的皂类物质，可降低血糖和胆固醇含量；所含芦丁有保护毛细血管通畅、防止血管壁脆性增加的功能，能预防高血压。鲜枣中有丰富的维生素C，可促进体内多余的胆固醇转变为胆汁酸，这样可以降低结石形成的概率。因此，经常食用鲜枣，能够避免患胆结石。

搭配宜忌 →

宜 ✔

红枣＋兔肉：	可补气养血。
红枣＋乌鸡：	可补血养颜。
红枣＋鲤鱼：	可滋补暖胃、强心补血。
红枣＋鹌鹑：	可补血养颜。
红枣＋鹿茸：	可补血养阴。
红枣＋枸杞子：	可补气养血。
红枣＋板栗：	可补肾虚、治腰疼。
红枣＋大葱：	可和胃安神。
红枣＋粳米：	可健脾胃、补气血。
红枣＋栗子：	可补益脾。

宜	
	红枣＋面条：可养心健脾。
	红枣＋薏仁：可美容养颜。
	红枣＋黑木耳：可补血补气。
	红枣＋黑豆：可补肾补血。
	红枣＋黄豆：可补血、降血脂。
	红枣＋白菜：可清热润燥。
	红枣＋山药：可补血养颜。
	红枣＋冬瓜：可健脾养胃。
	红枣＋南瓜：可解毒止痛。
	红枣＋核桃：可美容养颜。
	红枣＋莲子：可促进血液循环、增进食欲。
	红枣＋小米：可健脾养胃。
	红枣＋花生：可健脾、止血、补血。
	红枣＋小麦：可润燥安神。
	红枣＋薏米：可补益心脾。
	红枣＋牛奶：可补血、开胃、健脾。
	红枣＋木瓜：可均衡营养。

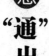

忌	
	红枣＋银鱼：令人腰腹作痛。
	红枣＋海蟹：一起吃容易患寒热病。
	红枣＋虾皮：同食会中毒。

 适宜人群

宜 红枣老少皆宜，尤其是中老年人、青少年、女性的理想天然保健品，也是病后调养的佳品。特别适宜慢性肝病、胃虚食少、心血管疾病、脾虚便溏、过敏性紫癜、支气管哮喘、荨麻疹、过敏性湿疹、过敏性血管炎、气血不足、营养不良、心慌失眠、贫血头晕等患者食用。此外，还适宜抑制肿瘤患者放疗、化疗而致骨髓不良反应者食用。

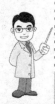

忌 湿热内盛者、小儿疳积和寄生虫病儿童、齿病疼痛、痰湿偏盛的人及腹部胀满者、舌苔厚腻者忌食。此外，糖尿病患者不宜多食，而且鲜枣不宜多吃，否则易生痰、助热、损齿。

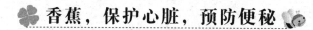 美肴亲荐

枣莲猪骨汤

猪脊骨1具，大枣150克，莲子100克，木香3克，甘草10克。将猪脊骨洗净砍碎，枣和莲子去核去心，木香、甘草用纱布包好。上述各味同放砂锅内，加水适量，小火炖煮3个小时，即可分顿食用。每日早晚两次，以喝汤为主，亦可吃肉、枣和莲子，可常服食。此汤有补中益气，补脾，养血的功效。适用于糖尿病患者。

🍀 香蕉，保护心脏，预防便秘 🐝

性味 归经 性寒，味甘，入肺、胃、大肠经。

在我国，香蕉有2000多年的栽培历史。据古籍记载，在汉代就有香蕉栽培，汉武帝时，皇家园林收集奇花异草，其中就有香蕉，当时称之为"甘蕉"。香蕉盛产于热带、亚热带地区，因它能解除忧郁被欧洲人称为"快乐水果"，又因其含有被称为"智慧之盐"的磷，又被称为"智慧果"。

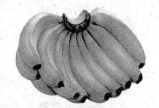

▌食用方法
香蕉可以生食、煮食、炸食、熬粥等。

▌养血管功效
美国医学专家研究发现，常吃香蕉可防止高血压，因为香蕉可提供较多的能降低血压的钾离子。他们还认为，人如缺乏钾元素，就会发生

头晕、全身无力和心率失常。又因香蕉中含有多种营养物质，而含钠量低，且不含胆固醇，食后既能供给人体各种营养素，又不会使人发胖。常食香蕉不仅有益于大脑，预防神经疲劳，还有润肺止咳、防止便秘的作用。

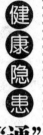

搭配宜忌

宜

香蕉+芝麻：可补益心神、养心安神。

香蕉+燕麦：可提高血清素含量、改善睡眠。

香蕉+土豆：可防癌抗癌。

香蕉+牛奶：可提高对维生素 B_{12} 的吸收。

香蕉+川贝母：可清热生津、润肺滑肠。

香蕉+李子：可美容养颜。

香蕉+苹果：可防止铅中毒。

香蕉+冰糖：可润肠通便。

忌

香蕉+西瓜：会引起腹泻。

香蕉+酸奶：会产生致癌物质。

香蕉+芋头：一起吃会使胃不适，感觉胀痛。

香蕉+红薯：一起吃会引起身体不适。

香蕉+土豆：一起吃面部会生斑。

香蕉+芋头：会引起腹胀。

香蕉+红薯：会引起身体不适。

适宜人群

宜 老少皆宜，尤其适合高血压、心脑血管病患者、便秘者、肥胖者以及脑力劳动者食用。

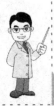

忌 脾胃虚寒、便溏腹泻者慎食；急慢性肾炎及肾功能不全者忌食。

干银耳 20 克，香蕉 2 根，冰糖 10 克，枸杞子少许。干银耳浸泡 2 小时，洗净，撕成小朵。银耳放入碗中，清水适量，放入蒸锅内隔水加热 30 分钟后，取出备用。香蕉去皮，切片，将蒸好的银耳、香蕉片、枸杞子一同放入锅中，加清水，用中火煮 10 分钟，出锅时加入冰糖即可。香蕉富含色氨酸和维生素 B_6，具有安抚神经的效果。睡前喝这款汤，可起到镇静作用。

香蕉银耳汤

🍀 乌梅，推迟血管硬化

性味归经 性平，味酸、涩，归肝、脾、肺、大肠经。

乌梅，中药名，为蔷薇科植物梅的干燥的成熟果实。我国各地均有栽培，以长江流域以南各省最多。具有敛肺、涩肠、生津、安蛔之功效。常用于肺虚久咳，久泻久痢，虚热消渴，蛔厥呕吐，腹痛等。

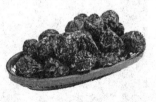

▌食用方法
乌梅可以熬粥、煮汤。

▌养血管功效
乌梅能有效缓解便秘，促进肠胃的蠕动。乌梅中的梅酸可软化血管，具有防老抗衰作用。

搭配宜忌 ▶

宜 ✔ 乌梅+红枣：营养更加全面。

忌	乌梅＋猪排：影响营养素的吸收。
	乌梅＋猪肉：一起吃会引起中毒。

适宜人群

宜 适宜虚热口渴，胃呆食少，胃酸缺乏（包括萎缩性胃炎胃酸过少者），消化不良，慢性痢疾肠炎之人食用；适宜孕妇妊娠恶阻者食用；适宜胆道蛔虫者食用。

忌 感冒发热，咳嗽多痰，胸膈痞闷之人忌食；菌痢、肠炎的初期忌食；妇女正常月经期以及怀孕妇人产前产后忌食之；有实邪者忌服。

美肴亲荐

酸梅汤 取乌梅50克，枣（干）10个，五味子10克，干山楂、蟹黄各50克，调料冰糖适量水1500毫升。乌梅干、山楂干、大枣、薄荷洗净，如果是大块儿的冰糖要敲碎；乌梅、山楂、大枣和五味子一起入锅（不要用铁锅），加入清水，大火煮开后转中火，保持沸腾煮约30分钟；加入冰糖，再煮10分钟左右，尝尝味道，调节冰糖的用量；最后加入鲜薄荷，立即关火；冷却至室温后，过滤出固体；再次细细过滤，即可饮用。冷藏后或加冰饮用更佳。

🍀 猕猴桃，降低胆固醇 🐝

性味归经 性寒，味甘、酸，入脾、胃经。

猕猴桃形状如桃，果肉绿似翡翠，皮薄汁多，酸甜可口，是猕猴喜食的一种野生水果。猕猴桃营养丰富，在国外被誉为"水果金矿"，其中维生素C的含量在水果中名列前茅，所以猕猴桃又被称为"维C之王"。

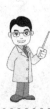

食用方法

狝猴桃可以生食、榨汁、煲汤，还可以做果冻、冰砂、果干等。

养血管功效

狝猴桃果实所含纤维中有大量果胶，可以有效降低胆固醇的浓度，促进心脏健康，并且达到帮助消化的作用，是防止便秘的良好食品，对于清除体内有害代谢物非常有用。

搭配宜忌

宜	狝猴桃＋西红柿：健胃消食、抗癌。 狝猴桃＋薏米：美容、抗癌。 狝猴桃＋酸奶：开胃润肠、美容抗癌。 狝猴桃＋蜂蜜：生津润燥、通便。
忌	狝猴桃＋河蚌：变成砒霜。 狝猴桃＋蟹：中毒。 狝猴桃＋牛奶：影响消化吸收，出现腹胀、腹痛、腹泻。

适宜人群

宜 一般人群均可食用，高血压、冠心病患者尤为适合。

忌 脾胃虚寒者应慎食，大便腹泻者不宜食用。先兆性流产、月经过多和尿频者忌食。

美肴亲荐

狝猴桃汁	取狝猴桃600克，削皮后随意切成小块，放到食物粉碎机内，启动机器搅打成泥，如果觉得有点稠可以加点儿凉开水，继续搅打均匀即可。此果汁有养肝护肝、润肠通便、延缓衰老、降低胆固醇的功效。

橘子，扩张周围血管

性味归经 性温，味甘酸，入肺、胃经。

橘子富含水分，口味酸甜，果皮较薄，橙色或红色，是秋、冬季节比较常见的水果。我国是橘子的重要原产地之一，有 4000 多年的栽培历史。我国东南某些地区把橘子视为吉利果品，新年时节，人们常互赠橘子，表示对对方的祝福。在广东潮州，人们把橘子称作"大橘"，谐音"大吉"，被视为吉祥物，到亲戚家拜年，都要用漆篮盛红橘相送。

食用方法
橘子可以生食、榨汁，也可以做果酱、罐头、沙拉、果冻等。

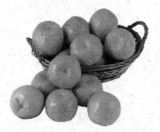

养血管功效
橘子中的橘皮苷可以加强毛细血管的韧性，具有降血压、扩张心脏的冠状动脉的功效，食用橘子可以降低沉积在动脉血管中的胆固醇，有助于使动脉粥样硬化发生逆转。

因此，橘子是预防冠心病和动脉硬化的食物。

搭配宜忌

宜 ✔	橘子＋黑木耳：治疗痛经。	
	橘子＋白糖：丰富营养物质。	
忌 ✖	橘子＋牛奶：引起胃炎或胃蠕动异常。	
	橘子＋文蛤：影响维生素 C 的吸收，引起消化不良、结石等症。	
	橘子＋扇贝：同食会引起腹泻。	
	橘子＋蟹：气滞肚胀。	
	橘子＋兔肉：引起肠胃功能紊乱，导致腹泻。	
	橘子＋牛肉：不利于营养素的吸收。	
	橘子＋萝卜：阻碍甲状腺对碘的摄取。	

适宜人群

宜 有胃阴不足、口干多饮、呃逆反胃、咳嗽等症状的人，食用后有一定的治疗效果，特别是对咳喘病人有效。

忌 慎食人群：凡是经常出现腹胀、饭后不消化者，或是口干却不喜多饮、大便次数多且不通畅，以及形体肥胖者，还是少吃为妙，以免"火上浇油"。

美肴亲荐

橘子白糖瓣

鲜橘子500克，白糖250克。将橘子去皮、核，剥瓣，放入大碗内，加入白糖及少量水，腌渍1天。待橘肉浸透糖后，放入锅里，加水适量，再以小火煎熬至浓汁停火，装入盘中即可吃。每次吃4~6瓣，每日3次。此菜肴具有宽中下气、祛痰化湿的作用。适用于咳嗽痰多、餐后脘胀、胸闷呕逆等症。

🍀 山楂，强心，扩张血管 🐝

性味归经 性微温，味酸、甘，入脾、胃、肝经。

山楂果实味酸稍甜，适于鲜食，还可以被加工成各种风味小吃，如山楂片、山楂糕、山楂酱、冰糖葫芦、山楂饮料、山楂酒等。另外，山楂还具有重要的药用价值，自古以来，都被作为健脾开胃、消食化滞、活血化痰的良药。

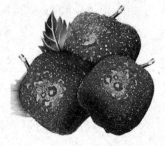

食用方法

山楂可以生食、泡茶、煲汤、干制，也

可以做罐头、山楂糕、山楂片、果酱、馅料等。

养血管功效

山楂是开胃消食的良药，其所含的解脂酶、鞣质等成分能促进胃液分泌，增加胃内霉素，促进脂肪类食物的消化，对于消食积滞的作用也非常突出，很多助消化药都有山楂的成分。山楂中含有三萜类药物成分，具有显著的扩张血管及降压作用，对于防治心血管疾病，降低血压和胆固醇、软化血管有一定的作用。同时，山楂中的营养元素还有平喘化痰、抑制细菌、治疗腹痛腹泻的作用。

搭配宜忌 ➡

宜	
山楂+**枸杞**：补肝益肾。
山楂+**杜仲**：降血压。
山楂+**火腿**：提高蛋白质的利用率，更易消化。
山楂+**五花肉**：提高蛋白质的利用率，易消化。
山楂+**排骨**：提高蛋白质的利用率，易消化。

忌	
山楂+**柠檬**：影响消化。
山楂+**胡萝卜**：破坏山楂中的维生素C。
山楂+**笋瓜**：身体不适。
山楂+**鱼头**：腹痛、恶心、呕吐。
山楂+**桂鱼**：腹痛、恶心、呕吐。
山楂+**海参**：不易消化。
山楂+**猪肝**：会使维生素C和金属都遭到破坏。

适宜人群 ➡

宜 一般人群均可食用，高血压、心脏病患者以及跌打损伤者可多吃。

忌 山楂生食多食会令人烦躁，需慎食。由于山楂有收缩子宫的作用，所以孕妇也需谨慎食用。儿童最好少吃山楂，若不注意刷牙，可能

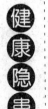
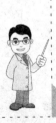

引起牙病，而且山楂含糖量高，使儿童没有饥饿感，影响正常进食，长期大量食用会导致营养不良、贫血等。

美肴亲荐

家制山楂糕

山楂 1000 克，白糖 800 克，琼脂 3 克，冷水 3000 毫升。将九成熟的山楂洗净，去核。把琼脂放入碗内，用开水浸泡 2 小时，备用。将山楂、浸软的琼脂和冷水一同放入锅内。置于大火上煮至山楂烂，琼脂溶化。用捣臼将山楂捣成糊状，去籽，加入白糖，搅拌均匀，用小火煮 20～30 分钟即可离火。将煮好的山楂糊趁热倒入厚 3～4 厘米的盘中，晾凉后即成山楂糕。本品具有解酸消食、降压醒脑、软化血管的功效，特别适合老人、儿童食用。

桑葚，预防血管硬化

性味归经 性寒，味甘、酸，入心、肝、肾经。

桑葚，桑树的成熟果实，为桑科植物桑的果穗。又名桑椹子、桑蔗、桑枣、桑果、桑泡儿，乌椹等。农人喜欢其成熟的鲜果食用，味甜汁多，是人们常食的水果之一。成熟的桑葚质油润，酸甜适口，以个大、肉厚、色紫红、糖分足者为佳。每年 4～6 月果实成熟时采收，去杂质，晒干或略蒸后晒干食用，也可用来泡酒。

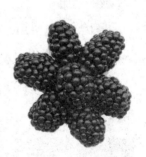

食用方法
桑葚可以生食、煲汤。

养血管功效
桑葚对脾脏有增重作用，对溶血性反应有增强作用，可防止人体动脉硬化、骨骼关节硬化，促进新陈代谢。它可以促进血红细胞的生长，防止白细胞减少，并对治疗糖尿病、贫血、高血压、高血脂、冠心病、神经衰弱等病症具有辅助功效。

搭配宜忌

宜 ✔	桑葚+五味子：可治疗酒后吐泻、虚汗。
	桑葚+小米面：同食可保护心血管。
	桑葚+蜂蜜：可滋阴补血，适用于阴血亏虚所致的须发早白、头目晕眩、女子月经不调、闭经等。
	桑葚+醋：预防感冒、益肾、帮助消化、预防便秘等。
	桑葚+粳米：同食可补肝益肾、养血润燥、消除脑力疲劳。
	桑葚+糯米：可滋肝养肾。
忌 ✘	桑葚+鸭蛋：同食可能导致胃癌。
	桑葚+鸭肉：同食可能导致胃癌。
	桑葚+螃蟹：会降低营养价值。

适宜人群

宜 一般人群均可食用。尤其适合肝肾阴血不足者，少年发白者，病后体虚、体弱、习惯性便秘者。

忌 体虚便溏者不宜食用，儿童不宜大量食用。

美肴亲荐

桑葚果酱　　桑葚500克，白糖、柠檬汁各适量。桑葚放入水中，用流动的水冲洗，控干水分；将桑葚放入锅内，加入桑葚果1/3以上分量的白糖，开中火，熬煮，边煮边搅拌，果汁熬煮至黏稠，用铲子将桑葚果弄碎，加入柠檬汁10毫升，继续熬煮至黏稠；晾凉，捞出放入瓶中密封保存。

🍀 柚子，调节血糖，防动脉粥样硬化 🐝

性味归经 性寒，味甘、酸，入肺、脾、肝经。

柚子，又名柚、文旦、香栾、朱栾、内紫等，为芸香科柑橘属乔木。嫩枝、叶背、花梗、花萼及子房均被柔毛，嫩叶通常暗紫红色，嫩枝扁且有棱。叶质颇厚，色浓绿，阔卵形或椭圆形；总状花序，有时兼有腋生单花；花蕾淡紫红色，稀乳白色；花萼不规则 3～5 浅裂；花柱粗长，柱头略较子房大。果圆球形，扁圆形，梨形或阔圆锥状，横径通常 10 厘米以上；种子多达 200 余粒，亦有无籽的，形状不规则，通常近似长方形；子叶乳白色，单胚。

食用方法

柚子可以生食、泡茶、做沙拉、制果酱或果汁，柚子皮可以与其他食材搭配烹调各式菜肴。

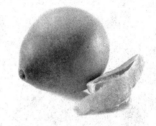

养血管功效

柚子中含有高血压患者必须的天然微量元素钾，几乎不含钠，是患有心脑血管病及肾脏病患者最佳的食疗水果。现代医药学研究发现，柚肉中含有非常丰富的维生素 C 以及类胰岛素等成分，故有降血糖、降血脂、减肥、美肤养容等功效。经常食用柚子，对糖尿病、血管硬化等疾病有辅助治疗作用，对肥胖者有健体养颜功能。柚子的果胶不仅可降低低密度脂蛋白水平，而且可以减少动脉壁的损坏程度。柚子里面含有一定的柚皮苷，它是一种活性物质，不但可以对血液的黏稠度起到降低的作用，而且还可以减少身体中血栓的形成。所以食用柚子不但可以让伤口快速愈合，同时还可以预防败血症和脑血栓，特别适合中老年人食用。

搭配宜忌 ▶

宜 ✔	柚子＋猕猴桃：丰富食物的营养元素。
	柚子＋鸡肉：温中益气、补肺下气。
忌 ✘	柚子＋蟹：刺激肠胃。
	柚子＋猪肝：破坏猪肝中的营养成分。

 适宜人群 ▶

宜 一般人都可食用，心脑肾病患者和呼吸系统不佳的人尤其适合，孕妇也适合食用。

忌 柚子性寒，身体虚寒的人不宜多吃。高血压患者服药期间也不宜吃柚子，特别是葡萄柚，它能与高血压患者日常服用的药物发生作用，增加该药物的浓度，使血压明显大幅下降，反而对身体健康造成威胁。

美肴亲荐 ▶

柚封童子鸡

取大柚子1只（800～1000克），童子鸡1只（约500克），料酒适量。柚子用刀切取顶盖后，掏出果肉，保全柚壳（连盖）备用；鸡活杀，去毛剖腹，洗净后切成小块备用。将鸡块及内脏放入柚壳内，淋上料酒2匙，在原处加盖，用竹签插牢，再用细铁丝捆紧不使柚盖移动；将大张白纸用水打湿后糊贴在柚皮外2层，用调成厚糊状黄泥糊裹柚子外壳，使整个柚子密封（泥厚约1厘米）；一刻钟后待泥略干，将其放入已准备的柴草灰火槽中（柚盖朝上），用大火慢慢煨熟（约4～6小时）。取出泥封柚子鸡块倒入瓷盆中，柚壳切成片，晒（或烘）干，装瓶密封保存。鸡块分3~4次食完，柚片每日1次，每次10克用沸水冲泡，代茶饮。此菜肴具有补养脾肺、顺气化痰的作用，是治疗慢性虚弱性支气管炎和支气管哮喘的食疗验方。

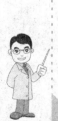

油 脂

🍀 玉米油，预防动脉粥样硬化 🐝

性味归经 性平，味甘，无毒，归胃、肾经。

玉米油又叫粟米油、玉米胚芽油。玉米胚芽脂肪含量在 17% ~ 45% 之间，大约占玉米脂肪总含量的 80% 以上。玉米油是在玉米精炼油的基础上经过脱磷、脱酸、脱胶、脱色、脱臭和脱蜡精制而成的。玉米油澄清透明，清香扑鼻，油烟点高，很适合快速烹炒和煎炸食物。

食用方法
玉米油可用于煎、炒、烹、炸、煲汤等。

养血管功效

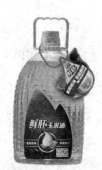

玉米油富含人体必须的维生素 E 和不饱和脂肪酸，含量达 80% 以上，主要为亚油酸和油酸，其中亚油酸占油脂总量的 50% 以上。亚油酸是人体自身不能合成的必须脂肪酸，它具有降低人体胆固醇、降血压、软化血管、增加人体肌肉和心脏、心血管系统的机能，预防和改善动脉硬化，减少心脏病发生等作用，还可以缓解人体前列腺病症的发作和皮炎的发生。

搭配宜忌 ➡️

宜	普通食物均可同食，无不良反应，而且能均衡营养。
忌	无特殊禁忌。

适宜人群

宜 一般人均可食用。

忌 无特殊禁忌。

美肴亲荐

蒜蓉菠菜

菠菜300克，食盐、白糖各3克，鸡精2克，姜5克，蒜适量，玉米油适量。菠菜洗干净，切段；锅里放水烧开，放入姜片、盐、糖和油（放糖和油可以保持菜的青绿；放姜煮，吃菠菜的时候，舌头才不会涩涩的），放菠菜汆烫一下，捞起沥干水份；热油锅，把蒜蓉爆香，倒入菠菜快速翻炒一下，放少许盐和鸡精调味即可。此菜肴有促进肠道蠕动、降脂、平稳血压等功效。

🍀 橄榄油，促进血液循环 🐝

性味归经 性平，味甘、酸、涩，归肺、胃、脾、肝经。

橄榄油是由新鲜的油橄榄果实直接冷榨而成的，不经加热和化学处理，保留了天然营养成分。橄榄油被认为是迄今所发现的油脂中最适合人体营养的油脂。橄榄油和橄榄果渣油在地中海沿岸国家有几千年的历

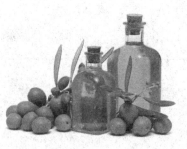

史，在西方被誉为"液体黄金""植物油皇后""地中海甘露"，原因就在于它具有极佳的天然保健功效，美容功效和理想的烹调用途。可供食用的高档橄榄油是用初熟或成熟的油橄榄鲜果通过物理冷压榨工艺提取的天然果

油汁，（剩余物通过化学法提取橄榄果渣油）是世界上以自然状态的形式供人类食用的木本植物油之一。

食用方法

橄榄油可用于凉拌菜、炒菜、煲汤、做馅、煎炸、蘸面包等。

养血管功效

橄榄油可以从多方面保护心血管系统，它通过降低高半胱氨基酸（一种能损伤冠状动脉血管壁的氨基酸）防止炎症发生，减少对动脉壁的损伤；通过增加体内氧化氮的含量松弛动脉，降低血压；橄榄油中的单不饱和脂肪酸能够降低 LDA 胆固醇的氧化作用；橄榄油中所含有的一种叫角鲨烯的物质，可以增加体内 HDL（好胆固醇）的含量，降低 LDL（坏胆固醇）的含量，而体内 HDL 胆固醇的数量越多，动脉中氧化了的 LDL 胆固醇的数量就越少。

最新研究证明，中年男性服用橄榄油后，平均胆固醇下降了 13%，其中具有危险的"坏"胆固醇竟下降了 21%；橄榄油能通过增加体内 ω-3 脂肪酸的含量来降低血液凝块形成的速度。

 搭配宜忌

 宜 橄榄油可以和绝大多数食物同食。

 忌 **橄榄油 + 牛肉**：引起腹胀。

 适宜人群

宜 一般人均可食用。

忌 菌痢患者、急性肠胃炎患者、腹泻者以及胃肠功能紊乱者不宜多食。

美肴亲荐

橄榄油黑醋蔬菜

小西红柿、生菜叶各 150 克，橄榄 20 克，初榨橄榄油 2 茶匙、黑醋 1 茶匙、黑胡椒碎适量、盐 1 小勺。在一个小碗里倒入两茶匙初榨橄榄油，再倒入一茶匙黑醋，如果喜欢的话，还可以增加黑醋的用量；磨入适量的黑胡椒碎和适量的食盐；将沙拉汁直接倒入洗好的蔬菜中。此菜肴有降压降脂的功效。

香油，富含单不饱和脂肪酸和亚麻酸

性味归经 性凉，味甘，归肝、肾经。

香油，北方多称为芝麻油、麻油，是从芝麻中提炼出来的，具有特别香味，故称为香油。按榨取方法一般分为压榨法、压滤法和水代法，小磨香油为传统工艺水代法制作的香油。

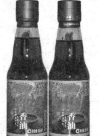

食用方法
香油做凉拌菜、煲汤、炒菜。

养血管功效
香油对软化血管和保持血管弹性均有较好的效果，其丰富的维生素 E 有利于维持细胞膜的完整和功能正常，也可减少体内脂质的积累。香油中含有 40% 左右的亚油酸不饱和脂肪酸，容易被人体分解吸收和利用，以促进胆固醇的代谢，并有助于消除动脉血管壁上的沉积物。

搭配宜忌

宜 ✓ 普通食物均可同食，无不良反应，而且能均衡营养。

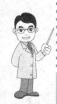

无特殊禁忌。

适宜人群

宜 一般人均可食用，每次 2 ~ 4 克即可。习惯性便秘患者早晚空腹喝一口香油，能润肠通便；也适宜患有血管硬化、高血压、冠心病、高脂血症、糖尿病、大便干燥难解、蛔虫性肠梗阻者等病症者食用；香油还适宜从事繁重体力劳动者以及有抽烟习惯和嗜酒的人食用。

忌 患有菌痢、急性胃肠炎、腹泻等病症者忌多食香油。

美肴荐

香油浸苦瓜

苦瓜 200 克，食盐 3 克，味精适量，香油 20 毫升，樱桃 2 个。苦瓜去瓤切成筷子粗约 5 厘米长的段；绿甜椒切成长条；将苦瓜和甜椒放入盆中，加入盐，腌制一会儿，将杀出的水份倒出，加入芝麻油、少许味精，拌匀，放入盘中，用香菜叶和樱桃稍加点缀。此菜肴有软化血管、降糖降压的功效。

饮 品

🍀 葡萄酒，抑制血小板凝集 🐝

饮品简介：葡萄酒只能是破碎或未破碎的新鲜葡萄果实，或葡萄汁经完全或者部分酒精发酵后获得酒精度数不低于 8.5% 的饮料。葡萄酒的品种很多，因葡萄的栽培、葡萄酒生产工艺条件的不同，产品风格各不相同。通常按颜色

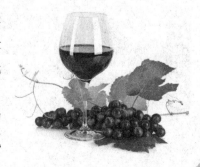

分类分为红葡萄酒和桃红葡萄酒、白葡萄酒三种，前者是红葡萄带皮浸渍发酵而成；后者是葡萄汁发酵而成的。按状态分类分为静止酒和起泡酒。欧洲是葡萄和葡萄酒最大的生产区和消费区，尤其是法国、意大利和西班牙三个国家。而我国葡萄的主要产地在西北地区的新疆。

养血管功效

葡萄酒内含有多种无机盐，其中，钾能保护心肌，维持心脏跳动；钙能镇定神经；镁是心血管病的保护因子，缺镁易引起冠状动脉硬化。这三种元素是构成人体骨骼、肌肉的重要组成部分；锰有凝血和合成胆固醇、胰岛素的作用。

 搭配宜忌

宜	葡萄酒＋沙丁鱼：口味更佳。
	红葡萄酒＋牛肉：均衡营养，口感更佳。
	葡萄酒＋奶酪：让人回味无穷。
忌	葡萄酒＋醋：降低葡萄酒的口感。
	葡萄酒＋蒜：会让葡萄酒产生苦味，影响口感。

 适宜人群

宜 健康成年人，女性更适宜喝葡萄酒。

忌 糖尿病、严重溃疡病患者不宜饮用葡萄酒。

 美肴亲荐

 红酒雪梨 润肺化痰、降压、美容。雪梨1个，柠檬2片，冰糖1把，红酒适量。将雪梨去皮去核后泡在柠檬水中以防氧化；红酒倒入锅中加热，加入冰糖；红酒煮沸，冰糖溶化后放入雪梨，转小火慢炖30分钟后，加入浸泡雪梨的柠檬片，再慢炖30分钟即可。

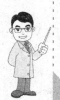

脱脂牛奶，稳定情绪，降低血压

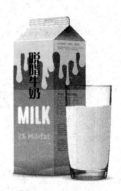

饮品简介： 脱脂牛奶是把正常牛奶的脂肪去掉一部分，使脂肪含量降到 0.5% 以下，还不到普通牛奶脂肪量的 1/7。这里的脱脂牛奶指的是全脱脂牛奶，是相对于全脂奶而言的，介于两者之间的还有低脂牛奶。这种牛奶的产生满足了现代人追求"高蛋白，低脂肪"的营养需求。

养血管功效

高血压患者在选择牛奶时，最好选脱脂奶，这样可以减少脂肪，尤其是饱和脂肪的摄入。酸奶也是非常好的补钙食品，它不仅可以补钙，而且其中所含的多种有益菌群可以调节肠道功能，适合于各类人群，尤其是老年高血压患者。而奶酪、奶豆腐、奶皮等，高血压患者也可以适当多食用一些。

搭配宜忌 ➤

（宜）✔

脱脂牛奶+谷物制品：促进营养物质的吸收。

脱脂牛奶+苹果：清凉解渴，生津除热。

脱脂牛奶+草莓：清凉解渴，安心定神，增加营养。

脱脂牛奶+大枣：补虚止渴，滋润大肠，解热毒。

（忌）✖

脱脂牛奶+菠萝：身体不适。

脱脂牛奶+韭菜：影响钙的吸收。

脱脂牛奶+菠菜：一起吃会引起痢疾。

脱脂牛奶+金针菇：消化不良。

脱脂牛奶+猕猴桃：影响消化吸收，出现腹胀、腹痛、腹泻。

脱脂牛奶+米汤：导致维生素 A 大量损失。

脱脂牛奶+钙粉：牛奶中的蛋白和钙结合发生沉淀，不易吸收。

脱脂牛奶+红糖：使牛奶的营养价值大大降低。

忌

脱脂牛奶+巧克力：两者一起吃易结成不溶性草酸钙，不仅影响吸收，还会出现头发干枯、腹泻、缺钙和生长发育缓慢等现象。

脱脂牛奶+醋：一起吃会引起腹中病结。

脱脂牛奶+橘子：引起胃炎或胃蠕动异常。

脱脂牛奶+橙：影响消化。

脱脂牛奶+酒：导致脂肪肝，增加有毒物质的形成。

脱脂牛奶+西兰花：影响钙的吸收。

脱脂牛奶+菜花：影响钙的消化吸收。

脱脂牛奶+雪莲果：不利于蛋白质的吸收。

脱脂牛奶+空心菜：影响钙质的吸收。

脱脂牛奶+香椿：腹胀。

脱脂牛奶+番茄酱：降低营养素的吸收率。

脱脂牛奶+乌鳢：一起吃会引起中毒。

适宜人群

宜 健康成年人应喝全脂牛奶或低脂牛奶。患有高血脂、高血压、血栓等心血管系统疾病，以及糖尿病、肥胖等代谢性疾病的人应该喝脱脂牛奶。

忌 生长发育的青少年和一些特别需要补充脂肪的人不宜饮服脱脂牛奶。

美肴亲荐

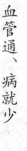

樱桃脱脂奶饮

樱桃75克，柠檬汁10毫升，白糖1汤匙，脱脂奶150毫升。樱桃洗净，留2~3个形状好的作点缀用；其余的樱桃去梗，倒入搅拌器内；将柠檬汁、白糖和1/4的脱脂奶倒入搅拌器内，将上述原料搅拌约15秒钟；打开搅拌器，倒入余下脱脂奶，继续搅拌约10秒钟；将混合饮料倒入杯内，将樱桃放在杯沿作点缀，在杯内插上吸管即可饮用。此饮品有降压补钙的功效。

绿茶，防止血液凝块和血小板成团

饮品简介：绿茶，中国的主要茶类之一，是指采取茶树的新叶或芽，未经发酵，经杀青、整形、烘干等工艺而制作的饮品。其制成品的色泽和冲泡后的茶汤较多地保存了鲜茶叶的绿色格调。

养血管功效

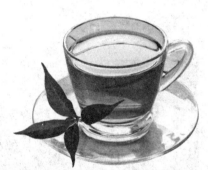

绿茶有助于抑制心血管疾病茶多酚对人体脂肪代谢有着重要作用。人体的胆固醇、三酸甘油脂等含量高，血管内壁脂肪沉积，血管平滑肌细胞增生后形成动脉粥样化斑块等心血管疾病。茶多酚尤其是茶多酚中的儿茶素 ECG 和 EGC 及其氧化产物茶黄素等，有助于使这种斑状增生受到抑制，使形成血凝黏度增强的纤维蛋白原降低，凝血变清，从而抑制动脉粥样硬化。

搭配宜忌

宜 ✔	绿茶＋覆盆子：可以治疗遗精、小便频数。
	绿茶＋苹果：可以防癌、抗老化。
	绿茶＋西瓜：可以生津止渴、清新口气。
	绿茶＋桂圆：可以补血清热、预防贫血。
	绿茶＋酸奶：可以保健瘦身。
	绿茶＋番石榴：可以降血脂。
	绿茶＋豆腐：可以消脂减肥。
	绿茶＋李子：可以清热利尿、姜汤降压。
忌 ✘	绿茶＋枸杞：生成人体难以吸收的物质。
	绿茶＋魔芋：营养会流失。

宜 一般人均可饮用。适宜高血压、高血脂、冠心病、动脉硬化、糖尿病、油腻食品食用过多者、醉酒者。

忌 不适宜发热、肾功能不全、心血管疾病、习惯性便秘、消化道溃疡、神经衰弱、失眠、孕妇、哺乳期妇女、儿童。

美肴亲荐 ▶

茶香毛豆

毛豆500克，食盐1汤匙，姜2大片，八角2个，花椒20粒，桂皮1片，干辣椒3个，绿茶1汤匙，香叶2片。准备好调料，盐分开放；毛豆剪去两头，用盐搓洗干净；锅中放水，水大概能没过毛豆即可；放入除盐以外的所有调料，大火煮开；放入毛豆和盐，中火煮5分钟；关火后盖上锅盖，焖至自然变凉；连汤带豆倒入密闭容器，放入冰箱冷藏，时间越久越入味。此菜肴有排毒养颜、降压解暑的功效。

❀ 酸奶，预防改善心脑血管病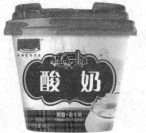

饮品简介：酸奶是以牛奶为原料，经过巴氏杀菌后再向牛奶中添加有益菌（发酵剂），经发酵后，再冷却灌装的一种牛奶制品。目前市场上酸奶制品多以凝固型、搅拌型和添加各种果汁果酱等辅料的果味型为多。酸奶不但保留了牛奶的所有优点，而且某些方面的加工过程还扬长避短，成为更加适合于人类的营养保健品。

养血管功效

酸奶能抑制肠道腐败菌的生长，还含有可抑制体内合成胆固醇还原酶的活性物质，

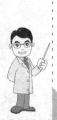

又能刺激机体免疫系统，调动机体的积极因素，有效地抗御癌症。所以，经常食用酸奶，可以增加营养，防治动脉硬化、冠心病及癌症，降低胆固醇。

搭配宜忌

宜 酸奶+蓝莓：壮骨，增加免疫力。
酸奶+加工肉制品：酸奶中的有机酸和加工肉制品中的硝酸盐反应转变成亚硝胺，致癌。

忌 酸奶+黄豆：影响钙的消化吸收。
酸奶+鱼籽：不易消化。
酸奶+香蕉：同食易产生致癌物。

适宜人群

宜 一般人群均可食用。适宜身体虚弱，气血不足，营养不良，肠燥便秘之人食用；适宜高胆固醇血症，动脉硬化，冠心病，脂肪肝患者食用；适宜癌症患者，尤其是消化道癌症病人食用；适宜皮肤干燥之人食用，也可作为美容食品食用；妇女长期适量饮用酸牛奶，可使皮肤滋润、细腻、有光泽。

忌 胃酸过多之人，则不宜多吃；胃肠道手术后的病人、腹泻或其他肠道疾患的患者不适合喝酸奶。

美肴亲荐

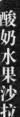

酸奶水果沙拉

西瓜、火龙果、香瓜、木瓜各100克，杯酸适量。将上述水果洗净、削皮、去籽，切成小块，装盘，将杯酸倒在水果上，拌匀即可。

豆浆，有益血管

饮品简介：豆浆，中国汉族传统饮品，最早的豆浆为西汉淮南王刘安制作。将大豆用水泡发后磨碎、过滤、煮沸而成。豆浆营养非常丰富，且易于消化吸收。与西方的牛奶不同，豆浆是一种具有中国民族特色的食品，广泛流行于华人地区。

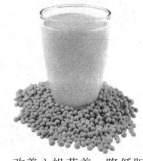

养血管功效

豆浆中所含的豆固醇和钾、镁，是有力的抗盐钠物质，钠是高血压发生和复发的主要根源之一，如果体内能适当控制钠的数量，既能预防高血压，又能治疗高血压。豆浆中所含的豆固醇和钾、镁、钙能加强心机血管的兴奋，改善心机营养，降低胆固醇，促进血流防止血管痉挛。如果能坚持每天喝一碗豆浆，冠心病的复发率可降低50%。豆浆中所含的镁、钙元素，能明显地降低脑血脂，改善脑血流，从而有效地防止脑梗塞、脑出血的发生。

搭配宜忌 ➤

宜 ✔	**豆浆＋胡萝卜**：可增强免疫力。
	豆浆＋花生：可润肤补虚、降糖降脂。
	豆浆＋核桃：可增强免疫力。
	豆浆＋莲子：可滋阴益气、清热安神、降糖降压。
忌 ✘	**豆浆＋山竹**：会使身体不适。
	豆浆＋红糖：会破坏营养成分。
	豆浆＋鹌鹑蛋：会不利消化吸收。
	豆浆＋蜂蜜：豆浆中的蛋白质比牛奶高，两者冲对，产生变性沉淀，不能被人体吸收。

忌 ✕

豆浆＋鸡蛋：会降低营养。

豆浆＋药物：药物会破坏豆浆的营养成分或豆浆影响药物的效果。

适宜人群

宜 一般人均可饮服。

忌 急性胃炎和慢性浅表性胃炎患者不宜食用豆制品，以免刺激胃酸分泌过多加重病情，或者引起胃肠胀气。豆类中的草酸盐可与肾中的钙结合，易形成结石，会加重肾结石的症状，所以肾结石患者也不宜食用。豆浆性平偏寒而滑利，故平素胃寒、脾虚易腹泻、腹胀的人不宜饮用豆浆。

美肴亲荐

五豆豆浆 　黄豆30克，黑豆、青豆、豌豆、花生米各10克，水1200毫升，糖适量。五种豆类浸泡6～16小时，备用；将浸泡好的五豆一起放入豆浆机，加入适量水，打碎煮熟，再用豆浆滤网过滤后即可食用。此豆浆有降脂降压、强筋健脾、保护心血管的功效。

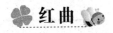

其　他

🍀 红曲

性味归经 性温，味甘，入肝、脾、大肠经。

许多药典和调理食物的书上均有记载。元朝药学家吴瑞所著的《日

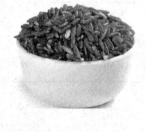

用本草》就有对红曲的介绍："红曲酿酒，破血行药势。"其后的权威药书，也都有对红曲药效的记载。明朝李时珍在《本草纲目》中也有对红曲的记载："红曲主治消食活血，健脾燥胃。治赤白痢，下水壳。酿酒破血行药势，杀山岚瘴气，治扑伤损，治女人血气痛及产后恶血不尽。"

食用方法

红曲可以熬粥，做米饭、豆浆、红糟鱼、红糟鸡等。

养血管功效

中医将红曲的功效归纳为"健脾消食，活血化瘀"。"活血化瘀"是指红曲能有效改善人体血液循环；"健脾消食"是指红曲在人体消化系统发挥作用，能促进脂质代谢。大量研究证明，红曲具有降低总胆固醇、降低血清甘油三酯、降低动脉粥样硬化指数、升高高密度脂蛋白胆固醇的综合疗效，且服用安全性高，并能用于辅助治疗冠心病、脑卒中等心脑血管疾病及与高血脂相关的疾病，如糖尿病、肾病综合征及脂肪肝。红曲被认为是当前最有"前途"的降脂物质。

搭配宜忌 ▶

宜	红曲＋大米：治脾胃营血。 红曲＋鸡肉：丰富营养。
忌	红曲＋降脂药：头晕、胃烧感、肝脏损坏。

适宜人群 ▶

一般人均可用，脾阴不足及无食积瘀滞者慎用。

红曲大米粥

大米 100 克，红曲米 30 克。将大米、红曲米分别用清水淘洗干净；锅内放入适量的清水和大米，置于火上煮沸，再加入红曲米，用小火煮至粥熟米黏即可。此粥可降低胆固醇，有效防治冠心病的发生。

远离危害血管的食物

🍀 动物性脂肪 🐝

动物性脂肪中，鱼类脂肪是对人类有益的脂肪，内含 EPA 和 DHA 等不饱和脂肪酸。而猪油、牛油、羊油等动物脂肪之中含有的是饱和脂肪酸。

胆固醇属于动物性脂肪，人体也会产生一定量的胆固醇，而且胆固醇也是人体必需的营养物质，但是摄入过多就会堆积在血管壁，诱发动脉硬化。再加上中性脂肪代谢出现问题，血液中的胆固醇和中性脂肪的双重问题就会加重血管疾病。胆固醇含量高的食物包括蛋黄、鱼籽、鱼内脏；鱿鱼、章鱼、鳗鱼同样富含胆固醇。所以，平时要尽量少吃此类食物。

控制动物性脂肪的摄入不仅利于血管健康，而且利于管理过敏性免疫系统疾病。因此，摄入肉类食物时，尽量先除去肥的部分，吃些精肉、水煮肉或鸡胸肉。吃肉的时候最好同时吃些蔬菜，或者沾点白苏油再吃。这样人体先吸收植物油后，就会减少动物油的吸收。烹饪时最好选择利于血管健康的橄榄油。

🍀 垃圾食品 🐝

调查结果显示，目前在市场上我们所能看到的各种美味可口的加工食品几乎都没有什么营养成分，但是这些食品却是很多儿童的眼中之宝，饼干、果冻、蛋黄派等小吃都时刻吸引着儿童，但是他们并不知道这些食品是"垃圾食品"，而且还是人为制造的。

很多人都难以置信，为什么这么美味的食物就是人造垃圾呢？其实很好理解，它们的出现正是为了满足人们的味觉。人们在制造一种新食物的时候，都会用味觉来判断食物是否能够满足大部分人群的喜爱，这样才能让食物畅销，在这期间他们是不会考虑健康和营养的。甚至有些食品完全是由添加剂调配出来的，和我们日常生活中的食物没有任何关系。所以垃圾食品并不只是有毒、质量不达标的食品，它们往往都是得到了大众的认可，生产质量达标的"人造食物"。

那么，这些垃圾人造食品具体包括哪几类呢？

✱ 酥脆型曲奇饼干

在加工饼干的过程中，其中主要添加的成分就是油、糖分、淀粉，有些牛奶口味的饼干只是用添加剂调配出牛奶的香味，真正的牛奶成分是非常少的，其中所包含的蛋白质含量还没有主食多，而且吃起来越香脆的饼干蛋白质含量就越低。此外，为了让饼干更加松脆，在生产过程中就要添加更多的油脂，酥脆型饼干中的油脂量可以占到所有成分的1/3，而且这些油脂并不能保证全部都是健康、高品质的，对身体会造成很大的伤害。

在所有的饼干中，可以说曲奇的营养价值是最低的，因为其中添加的油脂是动物油或者起酥油，这些油脂的脂肪饱和度都不低，还有可能存在对人体非常不利的脂肪酸，而且其中的营养成分的含量微乎其微。

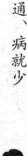

❊ 派类及酥类食品

仔细观察一下包装袋，你就会发现，蛋黄派、草莓派等派类食品中的添加剂非常多，而且远远多于真正添加的食物。虽然这类食品没有经过油炸，但是其中却含有大量的脂肪。准确地说，这类食品就是高脂肪、高盐、低蛋白质的人造垃圾食品。而酥类食品和派类食品的成分构成相差无几，同样含有大量的脂肪和食品添加剂，几乎不存在营养物质，而口味也是香精调配出来的。

❊ 薯片类膨化食品

膨化食品中的主要原料就是淀粉，在加工的过程中，会经过高温高压处理，随后在食品表面添加油脂和添加剂。经过一系列的加工，其中的蛋白质含量就会大量减少，而维生素也不会全部保留在其中。为了使食品的口感更佳松脆，在制作时会使用大量的膨发剂，如果添加剂中的铝含量超标，人体的神经系统就会受到损伤。

❊ 即食营养麦片

进入超市，我们可以看到货架上摆放着各种口味和功效的即食营养燕麦片，补血的、补钙的、补锌的等，一应俱全，而且它们都有一个共同的特点，就是用开水一冲就可以食用，非常简便快捷。但是有些燕麦片中几乎没有燕麦，或者是由面粉制作而成的，不会起到燕麦对人体的功效。此外，为了丰富燕麦片的口味，有些工厂在加工的过程中，会在其中添加大量的糖分，这样导致的结果就是热量摄取过多。

❊ 果珍

果珍的口味与果冻相似，但是看起来营养更加丰富，因为其中含有“果粒”，可事实并非如此。各种口味的果珍都是由香精调配出来的，其中的颗粒状物质也不是真实果粒。那些“果粒”中所含有的维生素 C 更是少之又少。

❊ 果冻

果冻的味道非常好，但是没有任何营养物质，不仅如此，其中的主要成分是海藻胶、卡拉胶等，这些胶类物质是从植物中提取出来的，进

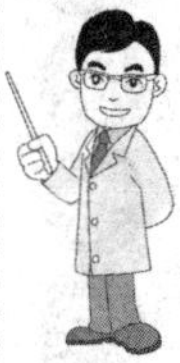

入人体后不会被分解吸收，对人体不会造成伤害，但是一旦它在人体内残留，就会结合体内的钙等矿物质元素，随后一同排出体外，久而久之就会造成人体营养缺乏。

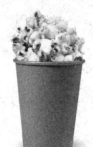

❀ 爆米花

爆米花的原料就是玉米，按照传统工艺的做法来制作，爆米花是很健康的食品。但是为了增加爆米花的口味，有些人在制作的时候，在其中加入了氢化植物油，这种油脂中存在对人体有害的反式脂肪酸。而且除了添加氢化植物油，还可能会添加一些香精、色素、糖精等添加剂，否则爆米花就不会呈现出红色、绿色，也不会甜得出奇。总之，经常食用，对人体绝对没有任何益处。

❀ 糖果

逢年过节，每个家庭都会购买大量的糖果来招待客人，而它给人们带来的甜味也让人们心里甜蜜蜜的。但是，市场上出售的大部分糖果都没有营养，它的主要原料就是糖，在生产过程中还会添加一些香精、色素等添加剂。而被人们公认为很有营养的奶糖，大部分也没有奶的加入，全是奶精的功劳。真正含奶的糖果，由于糖分过多，对人体也没有什么益处。

❀ 火腿肠

在市场上出售的有些火腿肠并不是由真正的肉制作而成的，而是用劣质肉、鸡皮、内脏等代替优质肉，然后添加色素、香料制成的。虽然其中含有肉，但是并没有足量的蛋白质、维生素等营养物质。

🍀 白色食物 🐝

白糖、大米饭、白面等都是人们经常吃的食物，但是这些都是精加工食品。精加工的面粉吃多了，多余的热量就会进入人体转化成糖，提供给细胞和大脑，多余的热量就会在体内转化成大分子脂肪，堆积在皮

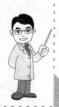

下组织，诱发肥胖；进入血液之后会造成血液黏稠，跟血液中的钙离子、游离脂肪、胆固醇、血管内壁脱落的死细胞形成血栓，最终诱发血管疾病，所以要控制精制米面的摄入。

化学调味料谷氨酸也是白色食物恐怖的最高点。过去，人们经常会在汤中添加调味料，让汤的味道变得更加鲜美。但是如今人们已经意识到这种调味料对人体是有害的，因此不再使用了。有的人一在饭馆吃饭就会头痛、恶心，其实就是化学调味料 MSG 引起的。相对于满足口感来说，更重要的是身体健康。所以，我们可以用天然调味料来代替这些化学调味料。

盐

盐是人类历史上重要的食材之一，没有盐，人的生命就无法维持，因此自古以来人们对盐的控制就非常严格。生病住院的时候，避免不了要"吊盐水"，这也足以见得盐对于我们身体的重要性。当人因为某些原因而不能正常饮食时，盐分的摄入就会受到影响，从而引发"低钠综合征"。

但是，盐并不是越多越好，食盐过量也会威胁到我们的健康。在我们的身边，有很多人觉得太淡的口味提不起他们的食欲，于是在烹饪的时候总是多放一些盐分。但是，每天都增加一些盐分，时间长了，身体就会受到不良影响。通常情况下，一个人一天之内的排盐量在 4 克左右，通过饮食每天获得 5 克左右的盐分，就完全能够维持机体的正常运转了。如果一个人每天都摄取 5 克以上的盐分，那么，久而久之就会引发肾病、高血压、心脏病等疾病。

据统计，在现知的高血压人群中，能够很好地控制血压的在 10% 以下，导致他们不能很好地控制血压的原因除了没有按时定量地服药外，还有一个关键原因是食盐过多。现在我们来看看食盐过多都会引发哪些疾病：

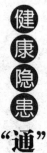

❈ 脑中风

经过研究证明，饮食中的盐分过多会增加脑中风的患病几率。每天少吃一点盐，能够降低血压，减轻动脉硬化的程度，从而降低脑中风的患病几率。

❈ 肾脏病

每天摄入过多的盐分，可能会使肾脏的血管出现状况，导致肾脏不能正常运转。专家提示，食用过多的盐会让肾脏疾病患者的病情加重。所以，患有肾脏疾病的人更应该少吃一点盐。

❈ 骨质疏松

摄盐量会影响人体钙质的排出，食用过多的盐，尿钙也会相应增多。研究显示，引起骨质疏松的原因，很大程度上是由于摄入的钙质过少或摄入的盐分过多。

❈ 哮喘

专家表明，当人体摄入的盐分减少后，哮喘症状就会得到缓解，最高呼气量在没有大量使用气管扩张剂的前提下得到增加。所以，患有哮喘的人也应该少吃一点盐。

❈ 皮肤老化

盐分进入人体后，就会以钠离子和氯离子的形式存在于人体的血液和体液之中，它们可以使人体的渗透压、酸碱、水分都维持在平衡的状态之中。人体摄取过量的盐分，从而导致皮肤失去弹性，出现皱纹，提前老化。

❈ 胃病

调查显示，饮食口味重的人要比饮食清淡的人患胃病的几率高70%以上。正常情况下，胃黏膜会分泌一层黏液来防止自己受到伤害，但是过量的盐分会破坏这层黏液，时间长了，这个保护层就消失了，各种刺激性的食物会直接刺激胃部，很容易引发胃炎等胃病。

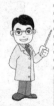

第六章

茶饮偏方伴左右，血管清洁好帮手

✿ 养心茶——安心神，保安康 🐝

养心即保护心脏，经常保持心理平衡的人五脏淳厚，气血匀和，阴平阳秘，因此能健康长寿。孟子曰："养心莫善于寡欲。其为人也寡欲，虽有不存焉者，寡矣。其为人也多欲，虽有存焉者，寡矣。"意思就是说，清心寡欲最为养心。

当然，除了通过调节情志来养心，还应当从养生保健的角度去养心。比如喝茶养心，茶叶中的茶多酚和心脑血管之间有着密切的关系，是养心、降压、改善血管功能的有效成分，常喝茶不仅能感受茶之香气，还能够消除内心之中的烦恼、疲惫，享受人生中的宁静与平和。接下来为大家介绍几种常见的养心茶：

甘麦红枣蜜茶

【材料】浮小麦、蜂蜜各 30 克，红枣 10 枚，炙甘草 3 克。

【制法】将浮小麦、红枣、炙甘草一同放到锅内，倒入适量清水煎煮 2 次，每次煎 30 分钟，合并两次的煎液，等到煎液转温之后调入适量蜂蜜，搅拌均匀即可。上、下午分服。

【功效】补益心脾，敛汗安神。

【主治】心脾两虚引发的失眠证，伴随自汗者服此茶效果更佳。

山楂菖蒲饮

【材料】山楂 30 克，石菖蒲 15 克。

【制法】将两物同置杯内，冲

入滚开水，加盖焖 10 分钟，即可饮用。每日 1 剂，随冲随饮，随饮随添开水，代茶饮服，至药味全无为止。

【功效】醒脑宁心，益智防痴呆。

【主治】心情抑郁、头晕胀痛、胸闷不舒、心悸不宁、记忆力下降。

枸杞百合养心茶

【材料】鲜百合 2 克，生地黄、枸杞子各 3 克。

【制法】将上述材料一同放到杯子内，倒入适量沸水，盖好杯盖焖泡 8 分钟即可。

【功效】补气血，清热养阴，安神。

【主治】头晕目眩，烦躁不安，睡眠不佳，虚劳咳嗽。

莲子清新茶

【材料】莲子心、绿茶各 3 克。

【制法】将莲子心和绿茶一同放到茶杯内，倒入沸水，盖好盖焖泡 3~5 分钟即可。

【功效】清热排毒，清心火。

【主治】夏季上火烦躁，高血压患者心烦、头晕，加班熬夜眼睛红肿。

菊麦养生茶

【材料】菊花 10 多，麦冬 10 粒，炒麦芽 20 克。

【制法】将上述材料混合均匀后分成 3 等份，将每份用纱布包好，放入干净的茶杯内冲泡即可。每天早晚各 1 次。

【功效】清肝明目，养神，清心火。

【主治】心火旺盛。

龙眼冰糖茶

【材料】龙眼肉 10 克，冰糖 3 克。

【制法】将龙眼肉洗净，与冰糖同放入茶杯中，用沸水冲泡，加盖焖片刻，即成。每日 1 剂，随冲随饮，随饮随添开水，最后将龙眼肉嚼食。

【功效】补益心脾，安神益智。

【主治】适宜于思虑过度，精神不振，失眠多梦，心悸健忘者饮用。

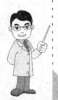

❀ 减肥瘦身茶——降脂塑形两不误

肥胖是诱发心脑血管疾病的"罪魁祸首"。研究表明，高血脂、高血压、糖尿病的发生都和肥胖有一定的关系。如今，瘦身减肥已经不仅仅是为了美丽，更是为了健康。

为了减肥瘦身，很多人不惜花费大量的时间和金钱，到专门的减肥机构去减肥，效果虽然不错，但价钱让人咂舌，而且减肥之后的反弹也几乎是不能被避免的；减肥药品，先不说减肥效果，仅仅是药物的副作用就足够让你提心吊胆一阵子了；节食减肥，虽然有效，但是饥肠辘辘的你还能好好工作吗？而且只要你的节食行动一结束，肥肉就会再度生出……

上述方法大都不利于身体健康，难道我们就不能健健康康地减肥，追求窈窕和健康吗？当然不是，想要健康瘦身并非一定要通过上述方法。科学的瘦身纤体方法是：低油、低糖、低盐、高膳食纤维饮食；多吃一些有利水去湿、解油腻之功的食物；饮食上做到七分饱，切忌暴饮暴食、盲目节食、不吃主食等。此外，还可以配合适当的有瘦身纤体之功的茶饮来减肥瘦身，接下来就为大家介绍几款简单的消脂减肥茶：

茶饮偏方伴左右，血管清洁好帮手

代代花瘦身茶

【材料】代代花、绿茶各3克，蜂蜜适量。

【制法】将代代花、绿茶一同放到茶杯内，倒入适量沸水浸泡5分钟左右，过滤留汤；等到茶水晾至温时调入蜂蜜即可。

【功效】代代花可加速人体内的新陈代谢，减少脂肪沉积；绿茶能防止脂肪积滞于身体内，还可助消化，利于消脂；蜂蜜有润肠通便之功；几者搭配即可消脂通便，减少腹部脂肪沉着。

【主治】腹部脂肪堆积。

黑茶

【材料】黑茶茶饼30克。

【制法】将黑茶茶饼掰成小块，分成4等份，每份用纱布包好，用热水冲泡即可。

【功效】抑制小腹脂肪堆积。

【主治】小腹脂肪堆积，高血脂。

普洱茶

【材料】普洱茶叶、干菊花5朵。

【制法】热水冲泡。

【功效】帮助消化、消除油脂。

【主治】消化不良，高血脂。

降脂茶

【材料】绿茶2克，菊花10克，山楂片25克。

【制法】将上述材料混合均匀后分成4等份，每份用细纱布包好，放到干净的杯子中，倒入适量沸水冲泡即可。每天早晚分别喝一次。

【功效】消脂降压，化瘀通脉。

【主治】高血脂，动脉硬化，冠心病，肝阳上亢而致的高血压头痛。

乌龙金银花减肥茶

【材料】乌龙茶、杭菊花各3克，金银花2克，罗汉果1/4个。

【制法】将罗汉果拍碎，和其他材料一同放到杯子内，倒入适量沸水，盖好盖子焖泡8分钟左右即可。

【功效】分解脂肪，排毒瘦身。

【主治】肥胖，饮食太油腻，肠热而致的大便干结。

健身降脂茶

【材料】绿茶、泽泻各10克，何首乌、丹参各15克。

【制法】将上述茶材混合在一起，分成4等份，每份用细纱布包裹起来，放到干净的杯子内，倒入适量热水冲泡即可。

【功效】活血利湿、降脂减肥。

【主治】血脂偏高，体形肥胖。

🍀 高血压——喝对茶，调血压 🐝

从中医的角度来讲，高血压主要为肝肾阴阳失调引发的，肝主升主动，不良情绪会耗伤肝阴，郁结化热，热冲于上，而为风阳上扰；肝肾互相资生，肾水亏乏，无法养肝，就会导致阴虚阳亢；阴虚过极，救护及阳，导致阴阳俱虚。所以，中医将高血压分成肝郁化火、风阳上扰，肝肾阴虚、肝阳上亢，阴阳俱虚、虚阳上亢三种类型。根据不同的证型辨证施治。

接下来为大家介绍几款辅助高血压患者降压的茶饮：

栀子茶

【材料】牙茶、栀子各30克。

【制法】将上述材料放入干净的杯子内，加水适量（或800～1000毫升），煎浓汁1碗（约400～500毫升）。每日1剂，分上、下午2次温服。

【功效】泻火清肝，凉血降压。

【主治】适用于高血压头痛、头晕等。

决明子菊花茶

【材料】决明子、菊花、生山楂片各15克。

【制法】将决明子炒至微有香气，候冷，和菊花、山楂片一同放到干净的茶壶中内，倒入适量沸水冲泡，代替茶来饮用，每天1剂。

【功效】疏风清热，降压降脂。

【主治】肝郁化火、风阳上扰型高血压，兼冠心病。

荷叶山楂茶

【材料】荷叶20克，山楂片15克，白糖10克。

【制法】将荷叶、山楂片一同放到干净的茶杯内，导入适量沸水冲泡，盖好盖焖30分钟，代替茶来饮用。每天1～2剂。

【功效】活血化瘀，清导通滞。

【主治】高血压而致的头晕、头痛。

罗布麻茶

【材料】罗布麻叶5克。

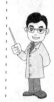

【制法】将罗布麻叶洗净之后放切碎，放入干净的杯子内，倒入适量沸水冲泡5分钟左右即可，代替茶来饮用。

【功效】降血压，降血脂，强心利尿。

【主治】高血压，感冒。

菊槐龙胆茶

【材料】菊槐、绿茶各2克，槐花3克，龙胆草4克。

【制法】将上述茶材一同放到干净的杯子内，倒入适量沸水，焖10分钟即可，代茶频饮，每天1剂。

【功效】平肝阳，降血压。

【主治】高血压引起的眩晕症。

菊果降压茶

【材料】山楂150克，杭白菊、甘草各30克。

【制法】将上述原料混合在一起，分成10份，每份装入1个茶包带内，每次取1袋，用沸水冲泡，1分钟之后将水倒出；再次冲入沸水，焖10分钟后饮用，可反复冲泡。

【功效】清热，通血脉，预防心血管疾病。

【主治】高血压。

冠心病——选对茶，降血脂

冠状动脉粥样硬化性心脏病，是冠状动脉血管发生动脉硬化病变导致的血管腔狭窄或阻塞，导致心肌缺血、缺氧或坏死导致的心脏病，经常被称作"冠心病"，不过冠心病的范围更为广泛，还包含炎症、栓塞引发的管腔狭窄或闭塞。世界卫生组织将冠心病分成五大类：无症状心肌缺血（隐匿性冠心病）、心绞痛、心肌梗死、缺血性心力衰竭（缺血性心脏病）、猝死。

茶叶有益气化瘀之功，能够促进心血管的生长，改善心肌缺血，降低血液黏稠度，消除斑块，可以抗血栓形成、抗心律失常、抗动脉

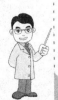

粥样硬化，从根本上避免心脑血管恶性事件的出现。茶多酚通过升高高密度脂蛋白胆固醇的量来清除动脉血管壁上的胆固醇蓄积，同时抑制细胞对低密度脂蛋白胆固醇的摄取，进而降低血脂，预防、缓解动脉硬化。

研究表明，每天至少喝一杯茶能够将心脏病的发生危险降低44%，喝茶之所以有这样显著的功效，和茶叶里面丰富的黄酮、维生素等能够避免血细胞凝结成块。

不过提醒大家注意，虽然饮茶对冠心病患者有一定的好处，但是不能喝浓茶，因为浓茶的上述作用会加剧，导致血压上升，进而诱发心悸、气短、胸闷等异常，所以冠心病患者宜喝淡茶。

接下来为大家介绍几款能够治疗冠心病的健康茶饮：

活血茶

【材料】红花、檀香各5克，绿茶1克，赤砂糖25克。

【制法】将上药煎汤代茶饮服。

【功效】红花活血祛瘀，白檀香理气止痛，绿茶可消食化痰，赤砂糖配伍诸药，有温经活血功效。

【主治】冠心病患者的心胸闷窒、隐痛。

乌龙花草茶

【材料】茉莉花、石菖蒲各6克，乌龙茶10克。

【制法】将茉莉花、石菖蒲、乌龙茶一同盐成细粉，放到干净的茶杯内，倒入适量沸水冲泡即可。每天1剂。

【功效】理气化湿，安神。

【主治】辅助治疗冠心病、心绞痛。

红花檀香茶

【材料】红花5克，白檀香3克。

【制法】将红花、白檀香放到茶壶内，倒入适量沸水冲泡即可。代替茶来饮用，通常能冲泡3~5次，最好当天喝完。

【功效】活血行气，化瘀宣痹。

【主治】气滞血瘀型冠心病和心肌梗死，如胸部疼痛偶然小发作，心悸乏力，胸闷气短，舌质紫暗，或有瘀斑。

栝楼党参茶

【材料】栝楼 24 克，党参 12 克，桂枝、生姜各 9 克。

【制法】将上述四味茶材研成粗末，放到砂锅内，倒入适量清水煎沸 30 分钟。过滤留汁，代替茶来饮用。每天 1 剂。

【功效】温助心阳，宣通脉络。

【主治】胸阳不振，心脉闭阻型冠心病。

芹菜银杏叶茶

【材料】新鲜芹菜 250 克，银杏叶（干品）10 克。

【制法】将银杏叶洗净之后晒干或烘干，研成粗末，一分为二，装到棉纸袋内，封口挂线，备用；新鲜的芹菜择洗干净之后保留其叶、茎、连着叶柄的根部，切碎，放到榨汁机中榨汁，备用；每次取

1 包银杏叶放到茶壶内，放入适量芹菜汁，用沸水冲泡，盖盖焖泡 15 分钟。每天 2 次，代替茶来饮用，每袋能连续冲泡 3～5 次，当天喝完。

【功效】平肝清热，散瘀降脂。

【主治】高脂血症、冠心病、动脉硬化症。

蕉梗莲枣茶

【材料】香蕉梗（鲜品）40 克，莲子、红枣各 15 克。

【制法】将红枣、莲子去掉杂质后放到冷水中泡发，4 小时之后和洗净的香蕉梗一同放到砂锅内，倒入适量清水，浓煎 2 次，每次 45 分钟，合并两次滤液，开小火煎煮浓缩至 300 克。每天 2 次，每次 150 克。

【功效】补心血，安心神，降血压。

【主治】失眠，高血压病，冠心病等。

心绞痛——喝对茶，通血管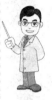

从中医的角度上说，心绞痛的出现和心、肝、肾、脾等脏器之亏虚有着密切关系，进而导致胸阳不振、痰浊内生、气滞血瘀、痰瘀交阻等病证，诱发心胸疼痛。中医将此病分成痰浊内生、胸阳不振、气滞血瘀、肝肾阴虚、心脾两虚、心肾阳虚六类，治疗时应当辨证施治。平时可以喝一些有活血散结、化痰行气等功效的茶饮，辅助治疗心绞痛。

接下来为大家介绍几款能辅助治疗心绞痛的健康茶饮：

补益麦冬茶

【材料】麦冬、大生地各30克。

【制法】将两味药用文火煎沸，代茶饮服。

【功效】有明显的清热养阴生津作用，具有补气养心的功效，可加强心肌营养，提高心肌耐缺氧能力。

【主治】中老年人冠心病心绞痛。

薤白葱白茶

【材料】薤白15克，葱白2茎，干姜3克。

【制法】将上述三味茶材研成粗末放到保温杯内，倒入适量沸水，盖盖温浸30分钟，代替茶来饮用，每天1剂。

【功效】温中通阳，下气散结。

【主治】胸阳不振型心绞痛。

菟丝子归参茶

【材料】菟丝子、当归、党参、丹参各9克，肉桂3克。

【制法】将上述茶材研成粗末后放到砂锅内，倒入适量清水煎沸半小时，过滤留汁，代替茶来饮用，每天1剂。

【功效】温补心肾。

【主治】心肾阳虚型心绞痛。

止痛活血茶

【材料】红花、檀香各5克，

绿茶2克，赤砂糖20克。

【制法】煎汤代茶饮服。

【功效】红花可活血化瘀，檀香可理气止痛，绿茶可消食化痰，赤砂糖配伍上述各药有温经活血之效。此茶具有较好的活血化瘀止痛作用。

【主治】冠心病患者的胸闷和隐痛。

舒心菖蒲茶

【材料】石菖蒲3克，酸梅肉、大枣肉各5枚，赤砂糖适量。

【制法】煎汤代茶饮服，每日1剂。

【功效】石菖蒲可舒心气、畅心神，有扩张冠状动脉的作用。酸梅肉、大枣肉可健脾宁心。

【主治】心气虚弱、心血不足而致的惊恐、心悸、失眠、健忘、不思饮食等症。

金橘萝卜蜜茶

【材料】金橘5个，萝卜1个，蜂蜜适量。

【制法】将金橘洗净之后去掉籽，捣烂；萝卜洗净后切丝榨汁；将金橘泥、萝卜汁混合在一起，调入适量蜂蜜。吃的时候用开水调匀即可。

【功效】化痰行气。

【主治】心绞痛。

🍀 高脂血症——喝喝茶，降降脂 🐝

人体脂代谢平衡是人体健康的必备条件，脂代谢平衡一旦被打乱，将对人体造成极大的危害，它是造成冠心病、脑中风、心肌梗塞、脑梗塞等心脑血管疾病的主要因素，因此采取有效的措施来调节脂代谢紊乱至关重要。高脂血症就是指血脂水平过高，长期如此会诱发一些严重危害人体健康的疾病，如冠心病、心肌梗死、动脉粥样硬化、胰腺炎等。

茶叶里面所含的茶多酚、维生素C都能活血化瘀、降血脂、预防血栓的形成，特别是乌龙茶，降血脂的效果更佳。

接下来为大家介绍几款能辅助降血脂的健康茶饮：

山楂消脂饮

【材料】鲜山楂30克，生槐花5克，嫩荷叶15克，草决明10克。

【制法】将以上物品放锅中煮，待将烂时，用大勺压碎，再煮10分钟，取汁当茶饮，每日1剂，连服3个月。

【功效】帮助消化，降低胆固醇。

【主治】高血脂。

山楂蜂蜜饮

【材料】新鲜山楂500克，蜂蜜250克。

【制法】取1个干净的玻璃瓶，放到沸水中煮5分钟，捞出，晾干备用；新鲜的山楂洗净，锅内倒入适量清水，烧沸，放入山楂，煮两三分钟，至山楂的外皮煮破后起锅。捞出，去掉蒂、核，放入榨汁机内，加少许清水打成果泥，调入适量蜂蜜，调少许清水搅拌均匀，放入锅中，开小火熬，熬的过程中不断搅拌，防止糊锅，

至水分吸收的差不多即关火；山楂果酱晾凉之后盖盖密封，放到冰箱内冷藏，存放1个月。每次取少许放到干净的玻璃杯内，倒入适量沸水稀释1～2倍即可。

【功效】保护心血管，开胃，消食，活血，祛瘀。

【主治】降脂减肥。

决明茶

【材料】草决明20克，绿茶6克。

【制法】将草决明放到砂锅内，倒入适量清水，煎沸30分钟，趁热喝绿茶，代替茶温饮，每天1剂，药渣可再煎服。

【功效】清肝降脂。

【主治】高脂血症，症见体胖，口苦，大便不畅，脉弦数。

荷叶乌龙茶

【材料】干荷叶、乌龙茶各30克。

【制法】将荷叶撕成小片，去

茶饮偏方伴左右，血管清洁好帮手

渣；荷叶、茶叶各分成6等份，分别取一份用细纱布包好，放到干净的杯子内，倒入适量沸水冲泡即可。每天早晚分别喝一次。

【功效】荷叶有非常好的降脂功效；乌龙茶的降脂功效显著，二者搭配，降脂效果更佳。

【主治】高脂血症。

草菇茶

【材料】草菇25克，红茶5克，白糖适量。

【制法】将草菇洗净后晒干、粉碎，和红茶放在一起混合均匀，每次饮用前将草菇红茶粉放到茶壶内，倒入适量开水冲泡，调入适量糖即可。代替茶来饮用。

【功效】降压降脂，防老抗衰。

【主治】高脂血症，高血压。

罗汉果菊花茶

【材料】普洱茶饼30克，菊花24朵，罗汉果6个。

【制法】将罗汉果打碎；普洱茶饼用茶刀或手弄碎，分成6等份，每份搭配4朵菊花，用细纱布包裹好，放到干净的茶杯内，倒入适量沸水冲泡即可。每天1次。

【功效】润肺，止咳，降脂。

【主治】高脂血症。

动脉硬化——喝对茶，血管畅通

　　动脉硬化主要分为三种：细小动脉硬化、动脉中层硬化、动脉粥样硬化。动脉硬化的诱因包括高血压、高血脂、抽烟三大主要诱因。此外，肥胖、糖尿病、缺乏运动、紧张、高龄、家族病史、脾气暴躁等也和此病有关。

　　想要预防、改善动脉硬化，除了要注意合理饮食，戒烟戒酒，还要坚持适量的体力活动，释放出自己内心的压力，懂得缓解自己的紧张情绪。山楂、决明子、五味子、橘皮等都是常见的用来治疗动脉硬化的茶材。

　　接下来为大家推荐有助于防治动脉硬化的健康茶饮：

菊花山楂茶

【材料】菊花、茶叶各 10 克，山楂 30 克。

【制法】用沸水冲沏、代茶。每日 1 剂、常饮。

【功效】能清热降压、消食健胃、降脂。

【主治】适用于高血压、冠心病、动脉硬化及高脂血症。

山楂桑葚茶

【材料】鲜山楂、鲜桑葚各 30 克。

【制法】将山楂、桑葚洗净后放到温水中浸泡，入锅，倒入适量清水，开小火煎煮 20 分钟即可。过滤留汁，代替茶来饮用。

【功效】补益肝肾，滋阴养血，消食降脂，软化血管。

【主治】动脉硬化证属阴亏血虚者。

返老还童茶

【材料】乌龙茶 3 克，何首乌 30 克，冬瓜皮、槐角 18 克，山楂肉 15 克。

【制法】将槐角、何首乌、冬瓜皮、山楂肉一同放入锅中，倒入适量清水煎汤，取其汤泡乌龙茶，代替茶来饮用。

【功效】补肝肾，降血脂。

【主治】胆固醇增高而致的动脉硬化。

山楂茯苓降脂茶

【材料】槐花 6 克，茯苓 10 克，鲜山楂 30～50 克。

【制法】将山楂洗净之后去掉核，捣烂，和茯苓一同放到砂锅内，煮沸 10 分钟后过滤留汁，用其汁泡槐花，调入少量糖即可。代替茶来饮用。

【功效】降低血液中的胆固醇，舒张血管。

【主治】动脉硬化。

养血茶

【材料】山楂肉 15 克，何首乌 30 克，槐角、冬瓜皮各 18 克，乌龙茶 3 克。

【制法】将山楂肉、何首乌、槐角、冬瓜皮一同放到干净的砂锅内，倒入适量清水煎汁，过滤取汁，用其药汁蒸乌龙茶。代替茶来饮用。

茶饮偏方伴左右，血管清洁好帮手

【功效】益血脉，提升血管弹性，境地血液中胆固醇含量。

【主治】防治动脉硬化。

芹菜红枣茶

【材料】芹菜350～700克，红枣100～200克，绿茶10克。

【制法】将上述材料加水适量煮汤，每日分3次饮服。

【功效】能平肝养血、清热利尿。

【主治】适用于高血压、动脉硬化以及急性黄疸型肝炎、膀胱炎等。

菊槐茶

【材料】菊花、槐花、绿茶各3克。

【制法】将上述材料放入瓷杯中，以沸水冲泡，密盖浸泡5分钟即可。每日1剂、不拘时频饮。

【功效】能平肝祛风、清火降压。

【主治】适用于高血压头痛、动脉硬化和头胀、眩晕等。

龙茶散

【材料】绿茶50克，龙胆草30克。

【制法】将上述材料共研细末、温水冲服。每次3克，每日2次。

【功效】能清热泻火、平肝降压。

【主治】适用于肝火鼎盛所致的血管硬化、口苦等症。

第七章

中药养血管，用对保安康

🍀 高血压患者常用中药材 🐝

中药养生之法流传已久，就好比各种食材，想做出沁人心脾的"菜式"，首先要注意药物和食物之间的搭配禁忌，也就是要了解每种药物和食物的性味归经。接下来我们把这些中药的神秘面纱揭开，了解它们是如何发挥效力的。

✿ 钩藤

性凉，味甘。归肝、心包经。是最常用的一味抗高血压中药。本品能清热平肝、息风解痉。据研究，本品能刺激心血管系统的感受器，使心率减慢、血管舒张，外周阻力降低，从而起到降血压的作用。

✿ 天麻

性平，味甘。归肝、膀胱经。因其善于平肝息风，故民间有"定风草"之称。本品能平肝潜阳，息风止痉，通经活络。临床可广泛用来治疗肝阳上亢型头晕目眩、风湿痹痛、瘫痪不遂、肢节麻木、疼痛等症。据研究，天麻能增加心肌血流量，改善心肌供氧，从而对心肌缺血起到保护作用。天麻菌体还能降低脑血管阻力，增加血流量。

✿ 菊花

性微寒，味苦、甘。归肺、肝经。产于安徽的称为滁菊，产于浙江的称为杭白菊。本品有疏风清热、平肝潜阳、明目解毒的功效。主治高血压痼头痛、眩晕、目赤及外感风热、疔疮、肿毒等症。

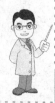

✲ 石决明

性寒，味咸。入肝经。石决明就是指鲍鱼的贝壳。功能是平肝潜阳，清热明目。主治肝阳上亢之头痛、眩晕、目赤肿痛、视物模糊、高血压病、青光眼、白内障等病症。它含碳酸钙 90% 以上，能补充机体可吸收利用的钙质，因而能有效防治中老年人高血压病、脑动脉硬化以及老年性眼病。

✲ 茺蔚子

性微寒，味辛、苦。归心包、肝经。为益母草的果实。功能是活血调经，清肝明目。主治高血压病，目赤肿痛，以及妇女月经不调等症。据研究，本品含有益母草宁碱、脂肪油及维生素 A 类物质，其水浸出液静脉注射可使动物血压下降。

✲ 决明子

性寒，味甘、苦、微咸。归肝、大肠经。决明子，又称“草决明”。功能是清肝明目，润肠通便。主治目赤肿痛、畏光流泪、青光眼、白内障、便秘、高血压病、头痛等病症。

✲ 罗布麻

性凉，味甘、苦，归肝经。为夹竹桃科植物红麻的叶。西北民间有以此做茶饮用的习惯，能清火止眩晕，故又称“野茶”。功能是清火降血压、止咳平喘、强心利尿。主治肝经有热，或肝阳上亢，头晕目眩，烦躁不眠；湿热小便不利，或水肿。本品有红、白两个品种，均能降血压，总有效率可达 70% 以上，并可改善头晕等症状，恢复体力。

✲ 山栀子

性寒，味苦。入心、肝、肺、胃经。为清热利湿、凉血解毒之要药。据研究，本品含有栀子素、栀子苷、藏红花素、藏红花酸、熊果酸等成分。适用于肝火内炽之病。

✲ 黄芩

味苦，性寒。归肺、胆、脾、大肠、小肠经。功能是清热燥湿，泻火解毒，安胎。主治高血压病，湿热壅盛，头痛，口苦，心烦，目赤者。黄芩的降压机制可能与其直接扩张血管作用以及中枢神经系统调节作用有关。本品还有一定的镇静作用，可能由于加强了大脑皮质抑制过程所致，可用于兴奋性增高及失眠的高血压患者。此外，还有一定的利尿作用，对降血压也是有利的。

✿ 野菊花

苦、辛，微寒。归肝、心经。功能是疏风清热，解毒明目。本品具有抗肾上腺素作用，并能扩张外周血管，从而使血压下降。

✿ 龙胆草

性寒，味苦。归肺、肝经。是泻肝胆实火的要药。主治高血压病肝火亢盛，头痛，眩晕，目赤肿痛，口苦等症。

✿ 夏枯草

性寒，味辛、苦。归肝、胆经。有清热平肝，疏散郁结的功效。主治头痛、眩晕、烦热、失眠、目赤肿痛等症，临床常用于降血压，疗效较好。

✿ 玄参

性微寒，味甘、苦、咸。归脾、胃、肾经。又名元参，有清热解毒，养阴的功效。据研究，玄参煎剂、水提液、醇浸液均能使多种动物血压下降，外周血管扩张，心肌收缩力增强，并能缓解氯化钾和肾上腺素所致的兔主动脉血管痉挛。此外，本品还被证实具有抗心肌缺血、扩张血管、降血糖、镇痛等药理作用。

✿ 芦荟

味苦，性寒，入肝、胃、大肠经。芦荟是百合科植物，有泻热通便，凉肝消积的功效。主治肝火上亢头痛、目赤、热结便秘及习惯性便秘等忌用。孕妇忌用。

✿ 菟丝子

性平，味辛、甘。归肝、肾、脾经。功能是补肾强精，养肝明目。

主治肝肾阴虚，头晕目眩，视力减退，尿频，遗尿，遗精阳痿等症。实验证实，本品能加强心肌收缩力。

✹ **泽泻**

性寒，味甘、淡。归肾、膀胱经。能利水，渗湿，泻热，是治疗小更不利、水肿、脚气、泄泻、淋浊、带下等的要药。据现代药理研究，本品具有明显的利尿、降压、降脂的作用，并能减轻动脉硬化，改善脑循环。

✹ **臭梧桐**

性寒，味辛、苦。归肝经。有祛风湿、降血压的功效。本品降血压作用较为温和，但作用较持久，对老年患者伴有动脉硬化者较为适合。

✹ **葛根**

性凉，味甘、辛。归肺、胃经。本品药食两用，功能祛风解肌，生津止渴。临床常用于治疗高血压病症见头痛、项背拘急不舒以及心绞痛者，有佳效。葛根对高血压病动脉硬化患者能改善脑循环，对心肌缺血反应有保护作用，还有一定的解痉、降血糖等作用。

✹ **地龙**

性寒，味咸。归肝、脾、膀胱经。地龙即蚯蚓，种类很多。有清热平肝，通络祛风，止咳平喘，尿降血压的功效。主治高血压病，中风半身不遂，水肿，小便不利，关节疼痛及支气管炎、哮喘等病症。

☘ 高血压患者降压中药方

内服方

杞菊地黄汤

【症状】高血压而致的头晕眼花。

【配方】枸杞子、菊花各 10 克，熟地黄 15 克。

【制用法】水煎服。

夏枯草汤

【症状】高血压。

【配方】怀牛膝、豨莶草各20克，桑寄生、杜仲各25克，夏枯草50克。

【制用法】水煎，每日1剂，分3次服。

玉米须饮

【症状】原发性高血压病。

【配方】玉米须、香蕉皮各30克，西瓜翠衣20克。

【制用法】水煎服，每日1剂。

二明桑菊汤

【症状】高血压而致的头目眩晕。

【配方】决明子、石决明、桑寄生、野菊花各50克。

【制用法】水煎服，每日1剂。

蒺藜汤

【症状】高血压而致的眼病。

【配方】蒺藜15克，菊花12克，决明子30克，甘草6克。

【制用法】水煎服。

中药养血管，用对保安康

外用方

吴茱萸外用方

【症状】高血压。

【配方】吴茱萸适量。

【制用法】研为细末，每次15～30克，用食醋调成糊状，于睡前敷于两足心，用纱布包扎固定。每天换药1次，重证可连用3～5次。

茱萸鸡蛋外用方

【症状】高血压。

【配方】吴茱萸、菊花、肉桂各等份，鸡蛋1枚。

【制用法】将前3味药研成细末，于睡前洗脚后，用10克药末与蛋清调和，敷两足心，外用纱布包扎固定，次晨去掉。连用5～20次。

桃杏糯米外用方

【症状】高血压。

【配方】桃仁、杏仁各12克，栀子3克，胡椒7粒，糯米14粒，鸡蛋清适量。

【制用法】前5味药共捣烂，加1个鸡蛋清调成糊状，分3次用。于每晚睡前敷两足心，次晨去掉，连用6晚为1个疗程。

吴龙明矾外用方

【症状】高血压。

【配方】吴茱萸100克，龙胆草50克，硫黄20克，朱砂15克，明矾30克，小蓟根适量。

【制用法】将前5味药粉碎，加入小蓟根汁，调成糊状，敷于脐及两足心，每穴用药10～15克，上盖纱布，胶布固定。每2日换药1次，1个月为1个疗程，一般7～10天见效，连用2～3个疗程。

蓖麻生姜外用方

【症状】高血压。

【配方】蓖麻仁50克，吴茱萸、附子各20克，生姜150克，冰片10克。

【制用法】将前3味药研末，生姜捣烂加入药末中，再加入冰片，调成膏状。每晚贴两足心，次晨去掉，7天为1个疗程。

🍀 冠心病患者常用中药材

治疗冠心病的药物有很多种，其中，西药包括血管紧张素转换酶抑制剂、硝酸酯类药物、调脂药物等。除了西药，再给大家介绍几种冠心病患者常用的中药材。

❀ 槐花

性微寒，味苦。归肝、大肠经。槐花又叫槐米，为豆科落叶乔木槐树的花朵或花蕾，有凉血止血、清热泻火之功效。槐花是药食两用之品。作为一种中药，槐花可用于治疗冠心病、高血压病、痔出血等症。现代医学研究表明，槐花中的有效成分能扩张冠状动脉，改善心肌血液循环并能降低血压。槐花中所含有的芸香苷能增强毛细血管的抵抗力，改善血管壁脆性，对高血压病患者有防止脑血管破裂的功效。另外，槐花中含有较多的维生素P、维生素A和维生素C，这些成分有明显的软化血管的作用，能减少毛细血管的通透性及脆性。

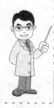

❀ 仙人掌

性寒，味苦。归胃、肺、大肠经。仙人掌是一种药食两用的绿色保健食品。作为食物，食用仙人掌掌片呈绿色，脆嫩、微酸，果实口感清甜。仙人掌全身都是宝，嫩茎、果实、汁液都可以利用。仙人掌不仅营养成分含量高，而且可以帮助消化，促进新陈代谢，补充人体所需要的纤维素、维生素等多种营养物质。所含有的纤维素能抑制胆固醇和脂肪的吸收，可防治高脂血症、动脉硬化和冠心病。据说，每天吃一片仙人掌，可以满足人体对多种矿物质、植物蛋白、氨基酸的需要，对高脂血症、高胆固醇、肥胖症、糖尿病、动脉硬化、冠心病、高血压病有一定疗效。

❀ 灵芝

性平，味甘，归肝、肺、肾经。灵芝，又叫"灵芝草"或"瑞草"，是多孔菌科植物灵芝（赤芝）或紫灵芝的子突体。它既是一种食用菌类，又是一种中药，是药食两用之品。作为一种食用菌类，灵芝含有丰富的营养成分，有糖类、蛋白质、氨基酸、维生素、无机盐等。作为一种中药，灵芝具有养心安神、益气补血之功效。适用于治疗高血压病、冠心病、心律失常等病症。现代医学研究表明，灵芝能调节神经系统功能，增加冠状动脉血流量，加强心肌收缩力，降低血压、血脂，保护肝细胞，提高机体免疫功能。灵芝对血压有双向调节作用，能稳定人体正常血压状态。

❀ 人参

性微温，味甘、微苦。归脾、肺经。人参为五加科植物人参的根。有生津止渴，安神益智，补肺健脾，大补元气之功效。人参自古以来就是抗衰老、强壮身体之滋补佳品，也是著名的延年益寿中草药。近年来研究发现，人参能降低血脂，防治动脉粥样硬化，还能扩张冠状动脉，增加心肌收缩力，减慢心率，增加心排血量和冠状动脉血流量。对防治老年冠心病十分有益。

✽丹参

性微寒，味苦。归心、心包、肝经。丹参为唇形科植物丹参的根，有活血祛瘀、调经止痛，凉阻消痈，除烦安神之功效。现代医学研究表明，丹参的化学成分主要是丹参酮、丹参素等。药理作用主要有扩张冠状动脉，增加冠脉血流量，减轻心肌缺血，对心肌缺血有保护作用；能加快血液流量，消除血流瘀滞，对全血黏稠度及血浆黏稠度等均有降低作用。还有镇静、降血压、降血糖作用。适用于治疗冠心病心绞痛、月经不调、产后瘀滞腹痛等症。

✽三七

性温，味甘、微苦。归心、肝、胃经。三七为五加科植物三七的根。有化瘀止血，消肿止痛之功效。适用于治疗冠心病心绞痛，跌打损伤或外伤出血等。现代医学研究发现，三七扩张冠状动脉血管和增加冠脉血流量，抗实验性心肌缺血，具有降血压、降血糖、降血脂、抗动脉粥样硬化的动能。

✽当归

性温，味甘、辛。归心、肝、脾经。当归为伞形科多年生草本植物。有补血、活血、止痛、润肠之功效，有增加冠状动脉血流量，降低血脂，抗动脉粥样硬化等作用。适用于治疗冠心病，一般用量为每次 5~15 克。

✽益母草

性微寒，味辛、苦。归心、肝、膀胱经。益母草有活血祛瘀、利尿消肿、清热解毒之功效。主要用于治疗月经不调、产后血晕、瘀血腹痛、冠心病、高脂血症、高血压病等。一般水煎取汁，每次用量 10~30 克。现代医学研究表明，益母草有强心、增加冠脉血流量、营养心肌等作用，还有降血压、扩张动脉血管、降血脂、改善微循环、减慢心率、抗血小板凝集、抑制血栓形成等功效。对冠心病、高血压病、高脂血症、动脉粥样硬化等老年常见病都有非常好的防治作用。

❋ 酸枣仁

性平，味甘、酸。归心、肝经。酸枣仁为鼠李科植物酸枣的种子，有养心安神、敛汗益阴的功效。适用于心悸健忘、体虚多汗等症。冠心病伴有心悸、失眠者可服本品。每天用量为 9～15 克。

❋ 赤芍

味苦，性微寒。归肝经。赤芍是毛茛科多年生草本植物毛果赤芍或卵叶芍药的干燥根。有清热凉血、祛瘀止痛的功效。现代中药药理学研究认为，赤芍有活血化瘀作用。临床应用表明，赤芍有改善临床症状，改善血小板功能和花生四烯酸代谢的作用。用赤芍防治冠心病疗效确切。入煎剂，常用剂量为 6～12 克。

❋ 山药

性平，味甘。归脾、肺、肾经。山药又叫山薯、山芋、薯蓣等。山药既是一种营养丰富的美味佳蔬，又是一种能治疗多重疾病的良药。经常吃山药能强身健体、延缓衰老。

❋ 玉竹

性平，味甘。归肺、胃经。玉竹为百合科植物玉竹的根茎。有滋阴润肺，生津养胃之功效。适用于治疗高脂血症、冠心病、高血压病、心力衰竭、糖尿病等症。一般水煎剂，每次用量为 10～15 克。

❋ 天麻

性平，味甘。归肝经。天麻为兰科多年桑寄生草本植物天麻的块茎。主产于四川、云南贵州等地。有息风止痉、平抑肝阳、祛风通络之功效。主治肢体麻木、语言不利、风寒湿痹等。现代医学研究认为，天麻能增强机体耐缺氧能力，具有抗氧化及及衰老的作用。有明显的降血压作用，能增加血管的顺应性，降低外周血管阻力。有轻度减慢心率的作用，对实验性心肌缺血有保护作用。适合治疗冠心病合并高血压病或脑动脉粥样硬化的患者。水煎服或入药膳，每次 3～10 克。

❋ 姜黄

性温，味辛、苦。归肝、脾经。姜黄为姜科多年生宿根草本植物姜黄的根茎。有破血行气，通经止痛之功效，为著名的活血祛瘀类中药。姜黄有抗炎、抗凝、抗氧化、降血脂及抗动脉粥样硬化、抗肿瘤等作用。常配伍当归、红花等中药通经止痛，破血行气，治疗老年冠心病等血瘀病证。水煎剂，一般用量为每次3～10克。

❋ 川芎

性温，味辛。归肝、胆、心包经。川芎为伞形科植物川芎的根茎。有活血祛瘀，行气开郁，祛风止痛之功效。现代中药药理学研究表明，川芎的主要成分是川芎嗪、阿魏酸、大黄酚、川芎内酯、叶酸、甾醇、维生素A等。川芎水提物及生物碱能扩张冠状动脉，增加冠状动脉血流量，改善心肌缺氧状态，对血小板聚集有显著抑制作用。川芎中的川芎嗪能通过调节脂质代谢，改善和保护血管内皮细胞功能，实现其抗动脉粥样硬化的作用。

❋ 红花

性温，味辛。归心、肝经。红花为菊科植物红花的筒状花冠。有活血通经，祛瘀止痛之功效。中药药理研究表明，红花有降血压作用，可以轻度兴奋心脏，降低冠状动脉阻力，增加冠状动脉血流量，抑制血小板聚集和增强纤维蛋白溶解的作用，还有镇静、镇痛作用。红花配合黄芪、当归常用于治疗卒中后遗症之半身不遂。红花特别适用于冠心病合并高血压病或合并偏瘫的患者使用。水煎服或入药膳，每次用量为3～10克。

❋ 草决明

性微寒，味甘、苦。草决明是豆科植物决明的干燥成熟种子。有清热明目，润肠通便之功效。还有明显的降血压、降血脂的功效。适用于冠心病合并高脂血症或高血压病的患者使用。一般用量为9～15克（入汤剂或入药膳）。

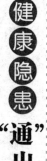

❋ 何首乌

性温，味苦、涩。归脾、肺、肾三经。何首乌又叫地精或首乌，为蓼科植物何首乌的块根。有滋补肝肾，黑发轻身，延年益寿之功效。何首乌可以延缓衰老，又能降低血脂、抗动脉粥样硬化，增加冠状动脉血流量等。治疗老年人常患的高脂血症、冠心病、动脉粥样硬化、高血压病、偏瘫等疾病有效。每日用量为 10～30 克。

❉ 刺五加

性温，味辛、微苦。归脾、肾、心经。入肝、肾经。刺五加为五加科植物刺五加的干燥根皮及茎皮。有益气、安神、活血三方面的功能，有调补五脏，延缓衰老，安神益智的功效。刺五加既有延缓衰老之作用，又能抗辐射、防肿瘤、抑制血小板聚集，调整心血管系统、内分泌系统和血压，增加冠状动脉血流量。对老年高血压、冠心病、糖尿病等均有较好的疗效。

❉ 黄芪

性微温，味甘。入肺、脾经。黄芪为豆科植物黄芪的干燥根。有补中益气、固表止汗之功效。有抗衰老及强壮作用，在抗衰老中药中占有重要地位。黄芪既有降血压作用和强心作用，能保护心肌细胞，抑制血小板聚集，又有防治冠心病的作用。

❉ 黄精

性平，味甘。归肺、脾、肾经。黄精为百合科植物黄精的根茎。有益肾填精，滋阴润肺，调和五脏，轻身延年之功效。黄精自古为补益健身之品，有延年益寿之效。近年来研究发现，黄精能降低血脂、减轻冠状动脉粥样硬化程度，增加冠状动脉血流量及降血压作用。治疗老年冠心病、高脂血症、糖尿病等疗效甚佳。

❉ 女贞子

性凉，味甘、苦。归肝、肾经。女贞子为木樨科常绿乔木植物女贞的成熟果实。有补益肝肾，清热明目，延年益寿之功效，是著名的抗衰老中草药。近年来研究表明，女贞子能降低血脂，抗动脉粥样硬化，增加冠状动脉血流量，对冠心病、心绞痛有较好的防治效果。特别适合治疗老年冠心病、高脂血症、动脉粥样硬化等症。

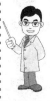

❊ 荷叶

性平，味苦、涩。归归肝、脾、胃经。荷叶有清热解暑，清利头目，降血脂减肥等功效。荷叶中含有黄酮苷，对心脏有保护作用。

❊ 银杏叶

性温，味微苦。归心、肺经。银杏叶为银杏科植物银杏的叶。有活血、止咳、扩张冠状动脉，增加脑血流量，降低血胆固醇等功效。适用于治疗冠心病、心肌梗死、脑血栓、高血脂等症。每天用量为4～9克。

🍀 冠心病患者常用中药方 🐝

内服方

当归四逆汤加减

【症状】冠心病之寒凝经脉。多发于寒冷季节，疼痛突然发作，受寒后可诱发或加重，甚至整个胸背疼痛，面色苍白，四肢厥冷，出冷汗，心慌气短。舌苔白，脉沉迟。

【配方】当归15克，桂枝12克，薤白10克，通草6克，细辛、甘草各3克，大枣6枚。

【制用法】水煎取汁。

双参甘草汤

【症状】心阳不足型冠心病。

【配方】太子参、丹参各18克，竹茹、法半夏、橘红各10克，

铰苓15克，枳壳6克，甘草5克。

【制用法】水煎取汁。

瓜蒌薤白半夏汤加味

【症状】痰浊闭阻型冠心病，出现胸部闷痛，或疼痛放射到肩背，气短喘促，肢体沉重，形体肥胖，痰多。舌苔浊腻，脉滑。

【配方】瓜蒌18克，薤白12克，法半夏、陈皮各10克，枳实、厚朴各9克，干姜5克。

【制用法】水煎取汁。

血府逐瘀汤加减

【症状】冠心病之胸部疼痛剧烈，呈刺痛或绞痛，痛处固定口伴

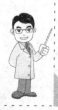

有胸闷，舌质暗或有瘀斑。苔薄，或舌下脉络青紫，脉弦涩或结代。

【配方】当归15克，川芎、桃仁、红花、枳壳、牛膝各12克，柴胡、生地黄、甘草各6克。

【制用法】水煎取汁。

左归饮加减

【症状】胸痛时作，或灼痛，或有胸闷，心慌盗汗，心烦失眠，腰膝酸软，头晕耳鸣。舌红少津，脉细数或细涩。

【配方】熟地黄、山茱萸、山药各15克，茯苓、枸杞子各12克，麦冬、柏子仁、酸枣仁各10克，炙甘草6克。

【制用法】水煎取汁。

外用方

栀子桃仁方

【症状】冠心病胸阳痹阻证。

【配方】栀子、桃仁各12克。

【制用法】将上材料共研细末，用蜂蜜调和糊膏状摊贴在心前区阿是穴，用纱布覆盖，胶布固定，每日换药1次，5日为1个疗程。

南星川乌方

【症状】肾阳虚弱型冠心病。

【配方】生南星、生川乌各30克，黄酒适量。

【制用法】将南星、川乌和匀，磨成细粉，加入黄酒调成糊状，分别敷在双手手心和双足足心，晚敷晨去，每日1换，10日为1个疗程。

檀香细辛方

【症状】痰浊内阻型冠心病。

【配方】檀香10克，细辛6克，黄酒适量。

【制用法】先将檀香、细辛和匀，研成细粉，加入黄酒，调成糊状，敷在胸、背部疼痛处，外盖纱布，用胶布固定。每日1换，7日为1个疗程。

吴茱萸薄荷方

【症状】冠状动脉供血不足、心绞痛。

【配方】半尺大葱，灶心土、吴茱萸、薄荷各120克。

【制用法】大葱切碎，灶心土、吴茱萸、薄荷一同压碎，放到无油锅内，兑适量酒拌湿，炒至烫手时装入布袋内。使用的时候让患者平卧，将药袋放在心区，每次敷半小时或更长时间。为了保持药物温度，最好在药袋上覆盖一个热水袋，一般睡前敷。如果病情较重，可每天重复敷2~3次。

丹参红花方

【症状】瘀血痹阻型冠心病。

【配方】丹参、红花各10克，黄酒适量。

【制用法】先将丹参、红花和匀，磨成细粉，加黄酒调和成糊状，敷在心胸疼痛的地方，外盖纱布，用胶布固定，每日换药1次，14日为1个疗程。

心绞痛患者常用中药材

心绞痛是冠状动脉供血不足，心肌急剧的暂时缺血与缺氧所引起的以发作性胸痛或胸部不适为主要表现的临床综合征。此病易反复发作，应从饮食、生活、药物调养等方面着手防控。接下来给大家介绍几种心绞痛患者常用的中药材。

✱ 檀香

性温，味辛。归脾、胃、心、肺经。檀香别名白檀、檀香木、真檀，为檀香科植物檀香树干的药材。《本草纲目》记载：檀香"治噎嗝吐食。又面生黑子，每夜以浆水洗拭令赤。磨汁涂之，甚良。"有理气调中，散寒止痛的功效。用于寒凝气滞所致的胸腹疼痛、胃寒作痛、呕吐清水等症。还用治气滞血瘀之胸痹、心绞痛等症。

✱ 红花

性温，味辛。归肝、心经。红花别名草红花、红蓝花、杜红花、

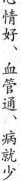

怀红花。《本草纲目》记载：红花"活血润燥，止痛，散肿，通经。"此中药材有活血通经的功效。主治血瘀闭经、痛经、产后腹痛、癥瘕积聚、中风半身不遂等症。去瘀止痛、治跌打损伤、冠心病心绞痛、血栓闭塞性脉管炎等症。也可治鸡眼、褥疮、斑疹、丹毒、目赤肿痛等症。

❋ 三七

性温，味甘、微苦。归肝、胃经。三七，又名田七、汉三七、金不换、人参三七。为五加科植物三七的干燥根茎。产于云南、广西等地。有散瘀止血，消肿镇痛的功效。适用于体内外各种出血、跌打损伤、瘀滞肿痛、胸痹绞痛等症。水煎服，每次 3~10 克；碾末冲服，每次 1~3 克。

❋ 丹参

性微寒，味苦。归心、肝经。丹参别名赤参、红参、山参、壬参、血参根、活血根、紫丹参、紫党参、夏丹参。《重庆堂随笔》中有记载："丹参，降而行血，血热而滞者宜之，故为调经产后要药。"有活血通经，祛瘀止痛，清心除烦的功效。用于治疗月经不调，经闭痛经，胸腹刺痛，癥瘕积聚，疮疡肿痛，肝脾肿大，心烦不眠，心绞痛等。

❋ 葛根

性平，味甘、辛。归脾、胃经。葛根又名干葛、甘葛、粉葛、葛麻茹。为豆科植物野葛或甘葛藤的干燥根。产于全国各省。有发表解肌、透疹止泻、除烦止渴的功效。主治伤寒、温热头痛、烦热消渴、泄泻、痢疾、斑疹不透、高血压、心绞痛、耳聋等。

❋ 天麻

性平，味甘。归肝、肾、肠经。天麻又名冬麻、春麻、脚麻、赤箭、木浦、冬彭、贵天麻、山萝卜、定风草、白龙皮、水洋芋。为兰科多年生寄生草本植物天麻的干燥块茎。天麻对三叉神经痛、血管神经性头痛、脑血管病头痛、中毒性多发性神经炎等，有明显的镇痛效果；对神经衰弱也有良好的改善作用。天麻对面神经抽搐、肢体麻木、半身不遂、癫痫等有一定疗效，还有缓解平滑肌痉挛以及缓解心绞痛、胆绞痛的作用。天麻能治疗高血压，久服可平肝益气、利腰膝、强筋骨，还可增加外周及冠状动脉血流量，对心脏有保护作用。

❋ 灵芝

性平，味甘。入心、脾、肺经。灵芝又名赤芝、紫芝、茵灵芝、本灵芝、石灵芝、灵芝草。为多孔菌科真菌紫芝或赤芝的子实体。灵芝有"仙草""瑞草"之称，中华传统医学长期以来一直视为滋补强壮、固本扶正的珍贵中草药。灵芝作为药物已正式被国家药典收载。灵芝可有效地扩张冠状动脉，增加冠脉血流量，改善心肌微循环，增强心肌氧和能量的供给。因此，对心肌缺血具有保护作用，可广泛用于冠心病、心绞痛等的治疗和预防。对高血脂病患者，灵芝可明显降低血胆固醇、脂蛋白和甘油三酯，并能预防动脉粥样硬化斑块的形成。对于粥样硬化斑块已经形成者，则有降低动脉壁胆固醇含量、软化血管，防止进一步损伤的作用。

✿ 心绞痛患者常用中药方

内服方

青柿子蜜饮

【症状】心绞痛。

【配方】七成熟的青柿子1000克，蜂蜜2000克。

【制用法】将柿子洗净去柿蒂，切碎揭烂，用消毒砂布绞汁，再将汁放入砂锅内，先用大火后改小火煎至浓稠时，加蜂蜜，再熬至黏稠，停火，冷却，装瓶。开水冲饮，每次1汤匙，每日3次。

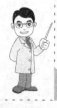

核桃枣

【主治】心绞痛。

【配方】核桃1个，枣子1枚。

【制用法】去核，纸包煨熟。以生姜汤下，细嚼。

老榕树根汤

【症状】心绞痛。

【配方】老榕树根、余甘根各30克，蒿草根15克。

【制用法】将上药共入锅煎水。饭后服，每周服药6天，连服4周为1个疗程。

西洋参三七粉

【症状】心绞痛。

【配方】西洋参、川三七、鸡内金、琥珀、珍珠粉各10克，人工麝香0.3克。

【制用法】将上药共研细末，调匀。每次服2克，每日服2~3次。

栝楼薤白饮

【症状】心绞痛。

【配方】栝楼、薤白各12克，白酒适量。

【制用法】将3药慢火同煎服日2次，饭后服用。

延胡索五灵脂粉

【症状】心绞痛。

【配方】延胡索、五灵脂、草果、没药各等量。

【制用法】等份为末。每服6~9克。

薤白桂枝汤

【症状】心绞痛。

【配方】薤白15克，桂枝、荜茇、乳香各10克，良姜、香附、血竭、没药各9克，细辛6克。

【制用法】水煎服，每日1剂，分2次服。

中药养血管，用对保安康

外 用 方

三七蒲黄外用方

【症状】冠心病心绞痛。

【配方】三七、蒲黄、乳香、没药各2份，冰片1份。

【制用法】将三七、蒲黄、乳香、没药、冰片共研细末，用的时候取药末用白酒调糊，置伤湿膏中央贴敷心俞穴和前疼痛区，每日 1 次，7 天为 1 个疗程，连续 3～5 个疗程；或取川芎、白芷各 2 份，冰片 1 份，用法疗程如前。

黄芪川芎外用方

【症状】冠心病心绞痛。

【配方】黄芪 30 克，川芎、川乌、桂枝、红花、栝楼各 15 克，细辛、荜茇、丁香、元胡各 10 克，冰片、三七各 6 克。

【制用法】将上药打粉装袋固定在胸前区，连续 2～3 个月。

吴茱萸肉桂外用方

【症状】冠心病心绞痛。

【配方】吴茱萸 2 份，肉桂 1 份。

【制用法】将上药研细末备用。用时取药末适量姜汁调糊状，敷于双足心涌泉穴，胶布固定，每日 1 换，连续 7～10 天。

栀子桃仁外用方

【症状】心绞痛。

【配方】栀子、桃仁各 12 克，炼蜜 30 克。

【制用法】将 2 药研末，加蜜调成糊状。把糊状药摊敷在心前区，纱布敷盖，第一周每 3 日换药 1 次，以后每周换药 1 次，6 次为 1 个疗程。

高脂血症患者常用中药材

用对中药材可以有效降血压、降血脂、防止动脉硬化。接下来为大家介绍几种适合高脂血症患者的中药材。

❋ 姜黄

性温，味苦、辛。归肝、脾二经。姜黄的主要成分含挥发油，例如姜黄精、去氢姜黄精、姜烯等。姜黄能宣通血中之气，使气行而血不壅滞，且有通经止痛之功效。姜黄能增加胆汁形成和分泌，使粪便中排泄的胆酸和胆固醇增加。虽然姜黄促进胆汁分泌的作用较弱，但较持久。姜黄还能增加纤维蛋白的溶解活性，有抗血栓形成的作用。姜黄有兴奋子宫的作用，能使子宫收缩。怀孕妇女慎用。

❋ 山楂

性微温，味酸甘。药用其干燥成熟果实。山楂果实含山楂酸、苹果酸、枸橼酸、咖啡酸、内脂、脂肪、金丝桃苷、解脂酶、鞣质、蛋白质、槲皮素、胡萝卜素、糖类及维生素类等多种成分。药理研究发现，家兔针剂3周后，血清胆固醇显著下降。山楂与菊花、丹参、延胡索、银花等配伍，可用于治疗高脂血症、高血压病、冠心病所致之胸闷隐痛。

❋ 蒲黄

性平，味甘。入归肝、心包经。香蒲科水生草本植物水烛蒲黄的花粉，含有谷甾醇、豆甾醇、菜油甾醇等植物甾醇，能抑制肠道吸收外源性胆固醇，从而起到降低血脂的作用。但只有生蒲黄有作用，蒲黄油及残渣无此药效，对三酰甘油的作用较不明显。临床上所用片剂或冲剂，每日服用量相当于生蒲黄30克，1~2个月为1个疗程，有显著的降胆固醇作用。

❋ 决明子

性微寒，味甘、苦。归肝、胆、肾三经。药用其干燥成熟的种子。具清热、明目、润肠之功效。决明子含蒽苷类物质，分解后产生大黄素、大黄素甲醚、大黄酸、大黄酚及葡萄糖等，还含维生素A类物质。实验证实，决明子具有降血压、降血脂、抗菌、抑制血胆固醇升高和动脉硬化斑块形成的作用，对高脂血症有一定疗效。临床上常用草决明50克，加水煎后分2次服用。连服1个月，可使胆固醇逐渐降至正常水平。有泄泻与低血压者慎用决明子制剂。

❋ 人参

性微温，味甘、微苦。归脾、肺二经。药用其干燥根，人参含有多种药用元素，人参中的人参苷能抑制动物高胆固醇血症的发生。当高胆固醇血症发生时，能使胆固醇降低。需要注意的是，人参为补虚证之要药，实证慎用。血压收缩压超过24kPa者不宜使用。

❋ 何首乌

性温，味苦、甘、涩。归肝、肾二经。药用其干燥块根。何首乌含丰富的卵磷脂、淀粉等，有助于脂肪运转。何首乌含蒽酯衍生物，主要为大黄酚及大黄泻素，其次为大黄酸、大黄素甲醚等，能使肠蠕动增强和抑制胆固醇吸收。何首乌还能阻止胆固醇在肝内沉积、在血清中滞留或渗透到动脉内膜中，以减缓动脉粥样硬化形成。血脂下降可能与何首乌有效成分与胆固醇结合有关。何首乌配银杏叶、钩藤等治疗心脑血管病，能消除或改善症状。

❋ 银杏叶

性平，味甘、苦、涩。归心、肺经。银杏叶为银杏科落叶乔木植物银杏树的干燥叶，含白果双黄酮、异白果双黄酮、甾醇等成分。实验研究和临床证实，银杏叶有降低血清胆固醇，扩张冠状动脉的作用。对治疗高血压病、高脂血症及冠心病心绞痛有一定作用。单用或配川芎、红花如银川红片，用量每日 5～10 克。

❋ 大黄

性寒，味苦。归脾、胃、大肠、肝、心包五经。药用其干燥根茎，具有泻热通便，破积行瘀、清利湿热等功能。大黄主要含两种成分：一为蒽醌衍生物，为 2%～4%，包括大黄素、大黄酚、大黄酸、芦荟大黄素等。二为大黄鞣苷类，主要为葡萄糖没食子鞣苷。此外，还含有游离没食子酸。大黄配枳实、白术等，能消食行滞。蒽醌衍生物在体内易于吸收，经口服后血中浓度 2～3 小时达高峰，其后慢慢下降，最后由胆汁、粪便排出。同时，大黄能引起肠管收缩，分泌增多而产生泻下作用。大黄有降血压、降胆固醇作用。

❋ 泽泻

性寒，味甘、咸。归肾、膀胱二经。药用部分为干燥的块茎。泽泻的主要成分为挥发油，内含糠醛，其乙醇提液含生物碱、植物甾醇及天门冬素，其水及苯提取物有抗脂肪肝成分。

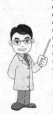

❋ 茵陈

性微寒，味苦、辛。归脾、胃、肝、胆经。茵陈中所含的香豆素类有降血脂活性，可降低动物血清胆固醇，使主动脉硬化减轻。

❋ 红花

性温，味辛。归心、肝经。红花为菊科二年生草本植物红花的花。味辛而性温。含有红花苷、红花油，红花黄色素、右旋糖酐－10（亚油酸）等，有扩张冠状动脉、降低血压及血清胆固醇和三酰甘油。临床上的用量为每次20毫升，每日3次，口服，连续4~5个月，降胆固醇的有效率为72%。

❋ 虎杖

性微寒，味微苦。归肝、胆、肺经。药用其根。餐杖具活血通经，利湿功能，传统用于治疗风湿、痹痛、黄疸、闭经、痛经等。据现代药理研究证明，虎杖含蒽醌类化合物和黄酮类多种成分，从其根茎中可提取具有降血脂成分的白藜芦醇苷等。有关实验证实，虎杖有降低胆固醇和三酰甘油的作用，能清热泻火，通便解毒。虎杖所合大黄素成分，可减少外源性胆固醇过多进入体内。

🍀 高脂血症患者常用中药方 🐝

内服方

首乌山藤饮

【症状】动脉硬化，高血压，冠心病，高血脂。

【配方】何首乌15克，钩藤10克，山楂12克，银杏叶9克。

【制用法】水煎服。每日1剂。

参苓白术散

【症状】高血脂属脾气亏虚，痰浊壅塞者。

【配方】党参、山药、泽泻各15克，茯苓、白术、桔梗、猪苓各12克，薏苡仁20克，炙甘草8

克，莲肉 9 克。

【制用法】水煎取汁。

温胆汤

【症状】高血脂属湿热内蕴者。

【配方】陈皮、半夏、枳实各 10 克，茯苓、黄芩各 12 克，竹茹 9 克，胆南星 6 克，茵陈、泽泻各 15 克，山楂 20 克。

【制用法】煎汤取汁。

胃苓汤合半夏白术天麻汤

【症状】高血脂属痰浊内盛者。

【配方】陈皮、半夏、猪苓、厚朴各 10 克，茯苓、白术各 15 克，泽泻 30 克，天麻 12 克，炙甘草 6 克。

【制用法】煎汤取汁。

血府逐瘀汤

【症状】高血脂属气滞血瘀、心脉痹阻者。

【配方】桃仁、赤芍、牛膝各 12 克，红花、当归、川芎各 9 克，生地黄 15 克，桔梗、柴胡、枳壳各 10 克，甘草 6 克。

【制用法】煎汤取汁。

外用方

草决明药枕

【症状】高血压、高脂血症。

【配方】草决明 120 克。

【制用法】将草决明冲洗干净后，晒干，装到小纱布袋中，之后缝到枕头里面，每天晚上睡觉的时候枕着。

绿豆槐花枕

【症状】长期心烦失眠。

【配方】绿豆、槐花各 300 克。

【制用法】将绿豆和槐花装到枕芯中，睡觉的时候枕着即可。

荷叶夏枯草枕

【症状】高脂血症。

【配方】荷叶、夏枯草各 100 克。

【制用法】将荷叶、夏枯草碾碎之后装到合适的枕芯中即可，睡觉的时候枕着。

🍀 动脉硬化患者常用中药材 🐝

动脉硬化是动脉的一种非炎症性病变。一般分为动脉粥样化、小动脉硬化和动脉中层钙化三种类型。下面为大家介绍几种动脉硬化患者常用的中药材。

❋ 何首乌

性微温，味苦、甘、涩。何首乌具有补肝肾、益精血的功效。本品补中兼能收敛精气，且不寒不燥不腻，故为滋补之良药。现代药理研究表明，本品主要含蒽醌类、淀粉、粗脂肪、卵磷脂等成分。具有降低血清胆固醇，缓解动脉粥样硬化的形成，阻止类脂质在血清滞留或渗透到动脉内膜的作用。另外，本品生用有缓泻作用。常用量 10 ~ 20 克。

❋ 栝楼

性寒，味甘苦。具有润肺、化痰、散结、清肠的功效。现代药理研究表明，本品能有效改善动脉粥样硬化，增加冠状动脉血供。常用量10 ~ 15 克。

❋ 山楂

性微温，味酸甘。具有消食积、散瘀血等作用。主治肉积、痰饮、泻痢、癥瘕、腰痛、肢痹等证。现代药理研究表明，本品主要含有柠檬酸、苹果酸、山楂酸、鞣质、皂苷、果糖、维生素 C、蛋白质、黄酮类及脂肪等成分。实验证明，山楂具有缓慢而持久的降血压作用及血管扩张作用，并具有较好的降血脂作用，还能减少器官的胆固醇沉着，出血、缺血性中风后遗症均可应用。常用量 10 ~ 30 克。

❋ 当归

性温，味甘辛。具有补血和血、调经止痛、润燥滑肠的功效。主治月经不调，癥瘕积聚，血虚头痛，眩晕痿痹，肠燥便难，跌仆伤损及痈肿疮疡诸症。古代医家认为，本品味甘而重，专能补血，其气轻而辛，故又能行血，补中有动，行中有补，诚血中之气药，亦血中之圣药。现

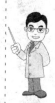

代药理研究表明，本品主要含挥发油、蔗糖、多种维生素等成分。具有降血压、改善动脉粥样硬化、镇痛、消炎等作用。常用量 10～15 克。

❉ 川芎

性温，味辛。具有行气开郁、祛风燥湿、活血止痛的功效。主治风冷头痛眩晕，寒痹筋挛，经闭，胁痛腹痛，痈疽疮疡，半身不遂等症。常用量为 3～10 克。从川芎中提取有效成分制成川芎嗪注射液，可有效改善脑循环，对抗血小板聚集，改善动脉粥样硬化，对缺血性中风后遗症有较好疗效。

❉ 白术

性温，味苦、甘。具有补脾益胃、燥湿和中的功能。古代医家认为，本品能治疗大风顽痹，筋骨软弱，五劳七伤，死肌，舌强等病症。适用于中风后遗症之属气虚血瘀证，兼见神疲乏力，肢软肌萎，胃纳不佳，大便稀溏，咳嗽痰鸣的患者。本品能有效改善脑循环，延缓动脉硬化，促进肢体肌力的恢复而有利于半身不遂的恢复。常用量 10～30 克。

🍀 动脉硬化患者常用中药方 🐝

内服方

四仁方

【症状】动脉硬化症，包括脑、冠状动脉和肾动脉硬化。

【配方】柏子仁、松子仁各 300 克，核桃仁 1000 克，桃仁 500 克，红糖（或用蜂蜜）1500 克。

【制用法】前 4 味各捣如泥，混合在一起，用红糖或蜂蜜调匀即

成。每服 10 克，每日服 2～3 次，开水送下。

丹参菖蒲方

【症状】脑动脉硬化，证属肾亏衰老，脂瘀阻滞脑络。

【配方】石菖蒲、熟地、首乌、杞子、虎杖、女贞子各 12 克，丹参 15 克，川芎、山楂、益智仁各

9 克，红花、远志各 6 克。

【制用法】水煎待温，分次服。

茵陈山楂麦芽饮

【症状】动脉粥样硬化。

【配方】茵陈、生山楂、生脉芽各 15 克。

【制用法】煎汤饮服。

泽泻白术方

【症状】脑动脉硬化，以及眩晕、耳鸣、记忆力减退、舌红、苔黄等。

【配方】泽泻 30 克，白术、天麻、半夏、牛漆、杏仁、丹皮各 12 克，决明子 20 克，潼蒺藜、刺

蒺藜、桑寄生各 18 克，钩藤 25 克，胆南星 6 克，全蝎 5 克。

【制用法】水煎服。

山楂龙眼汤

【症状】脑动脉硬化症，失眠，多梦。

【配方】山茱萸肉、山楂肉、龙眼肉各 20 克，石决明、决明子、菊花、何首乌各 15 克，生地黄、金银花、蒲公英、赤芍、甘草各 10 克。

【制用法】加水煮沸 20 分钟，滤出药液，再加水煎 20 分钟。去渣，两煎此汤药液兑和，分服，每日 1 剂。

外用方

黄荆子药枕

【症状】动脉硬化。

【配方】黄荆子 60 ~ 70 克，乳香、石斛各 10 ~ 16 克，五灵脂 12 ~ 20 克，川牛膝、柏子仁 6 ~ 8 克，女贞子、玉竹、葛根各 8 ~ 12 克，灵芝 3 ~ 8 克，紫金莲 9 ~ 16 克，桃仁 9 ~ 18 克，冰片 3 ~ 8 克。

【制用法】枕芯填充以上中药粉末，每日枕用。

丹参当归药枕

【症状】动脉硬化。

【配方】丹参、乳香、没药、五灵脂、川芎、羌活、当归各 100 克，赤芍、菖蒲、薤白各 50 克。

【制用法】将上药充作枕芯，每日枕用。

中药养血管，用对保安康

🍀 中风患者常用中药材 🐝

中风是常见的心脑血管疾病，对健康的危害非常大。接下来为大家介绍几种中风患者常用的中药材。

❋ 厚朴

性温，味苦、辛。归脾、胃、肺、大肠经。《本草纲目》记载：厚朴"温中益气，消痰下气，疗霍乱及腹痛胀满，胃中冷逆，胸中呕止，泄痢淋露，除惊，去留热心烦满，厚肠胃"。厚朴可温中、下气、燥湿、消痰、健脾、止痛。可治中风、伤寒、头痛、寒热惊悸、腹痛胀满、胃中冷逆呕吐、泻痢等。也可用于妇女产前产后腹胀不安，以及消宿食、明目。厚朴对肺炎球菌、结核杆菌、痢疾杆菌，以及一些皮肤真菌等有抑制作用。另外，厚朴对心血管系统也有一定的调节作用。治疗中风后抑郁症，可以取厚朴、柴胡、当归、赤芍、薄荷、川楝子、茯苓、石菖蒲各 15 克，牡丹皮、生栀子各 20 克，甘草 10 克。煎汤饮服。

❋ 黄芪

性微温，味肝。归脾、肺经。生用能益卫固表、利水消肿、托毒生肌。古代医家认为，黄芪可助元气、壮筋骨、长肉补血、破瘀血，而且能去头风，适用于卒中后遗症而兼见神疲肢萎，面色无华，食欲下降，嗜睡，精神不振等症。一般使用生黄芪，常与桃仁、红花、地龙等活血通络药同用。现代药理学研究表明，黄芪能扩张血管，加强心脏收缩，增加心排血量，减慢心率，并能降低血压。因此，对改善脑循环，促进肢体功能恢复有积极的治疗作用。常用量 30～120 克。

❋ 人参

性温，味甘、微苦。归脾、肺经、心经。有"神草"之美誉，为补气之上品。具有大补元气、固脱生津、安神等作用。人参能补气生血，助精养神，通刹血脉，适用于卒中后遗症之属气虚血瘀者。常用

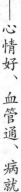

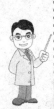

的人参根据加工方法不同，分为白参与红参两种，白参偏于补气养阴，适用于气阴不足，半身不遂兼神疲乏力，口干，食欲差，惊悸多梦，肢软无力，头晕眼花者。红参偏于补气温阳，多用于卒中脱症，神昏手撒，二便失禁时的急救及卒中后遗症兼见肢冷畏寒，神疲便溏，肢僵不伸，小便频数者。人参具有强心、扩血管作用，能有效改善动脉硬化、脑供血不足、心绞痛等病症，对卒中后遗症半身不遂之肢体功能改善、脑功能改善有较好效果。常用量一般为 3～10 克，大剂量可用至 30 克。

❋ 丹参

性微温，味苦。归心、肝经。丹参具有活血化瘀、宁心安神、排脓止痛的功效。主治心绞痛，骨节疼痛，痛经，经闭，癥瘕积聚，腹痛，恶疮肿毒，半身不遂等症。适用于卒中后遗症之属于瘀血凝滞、脉络不通而症见关节屈伸不利、半身不遂、语言不利、肢体疼痛、心胸憋闷者。古代医家认为，本品能补新血、破宿血、除风邪、宣络蠲痹，故一切瘀血凝滞所致之疼痛，痿痹均能治之。常用量 10～30 克。

❋ 红花

性温，味辛。归心、肝经。具有活血通经、去瘀止痛的功效。主治跌扑损伤，经闭癥瘕，产后恶露不行，瘀血作痛，半身不遂等症。适用于卒中后遗症之属于瘀血阻络者。古代医家认为，本品少用则养血，多用则破血，乃行血之要药。现代药理研究表明，本品主要含红花黄色素、红花苷及红花油。具有降血压，扩张动脉，降低血清中总胆固醇、血脂及非酯化脂肪酸水平，改善动脉粥样硬化等作用。常用量 3～10 克。

❋ 附子

性热，味辛、甘，有毒。归心、肾、脾经。具有回阳补火、散寒除湿之功效。主治阴盛格阳，大汗亡阳，吐痢厥逆，心腹冷痛，脾泄冷

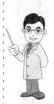

痢，脚气水肿，风寒湿痹，关节不利，痿痹拘挛，阴疽疮漏等一切沉寒痼冷之疾。古代医家认为，本品能引补气药行十二经。通经络利关节，寻蹊达径，直抵病所。因此，可治阳气不足，寒滞血凝之卒中后遗症。患者除了半身不遂、口眼㖞斜、语言不利外，兼见畏寒肢冷、关节拘挛疼痛、食少便溏、肌肤不温、精神不振者。

❊ 鸡血藤

性温，味苦、甘。具有舒筋活血、补血通络的功能。主治腰膝酸软瘫痪，月经不调等症。适用于卒中后遗症之属气血不足、经络瘀滞者。古代医家认为，本品可去瘀血，生新血，暖腰膝，愈风瘫。现代药理研究表明，本品主要含鸡血藤醇，具有一定的降血压、抗炎、镇静作用，适用于各种卒中后遗症。常用量 10～30 克。

❊ 三七

性温，味甘、微苦。归肝、胃经。具有止血散瘀、消肿、定痛的功效。主治吐、咯血、衄血、便血、血痢、崩漏、跌仆瘀血等一切血证。适用于出血或血性卒中后遗症之属瘀血凝滞、经脉不通者。古代医家认为，本品能和营血，通脉行瘀，行瘀血而敛新血。现代药理研究表明，本品主要含五加皂苷 A、B 及一些结晶物质。具有止血、强心、降血压、降低毛细血管通透性、改善微循环的作用。常用量 3～10 克。

❊ 牡丹皮

性凉，味苦、辛。归心、肝、胃经。具有清热凉血、和血消瘀等作用。适用于肝火上亢、灼伤血络所致之出血性卒中后遗症的半身不遂，语言不利兼见头晕目赤，心烦失眠，性躁易怒，抽搐惊痫者。古代医家认为，本品为凉血热之要药。血热去则肝火不炎，卒中抽搐、惊痫可愈。现代药理研究表明，本品主要含牡丹酚、牡丹酚苷、芍药苷及挥发油等成分，具有降血压、镇静、催眠、镇痛作用。出血、缺血性卒中后遗症均可用。常用量 3～10 克。

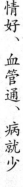
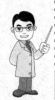

❀ 天南星

性温，味辛，有毒。入肺、肝、脾经。临床常用猪胆汁加以炮制称为胆南星，以减少其毒性。本品具有燥湿化痰、祛风定惊、消肿散结的作用。适用于卒中后遗症之属风痰阻络而症见半身不遂，口眼歪斜，语言不利，口角流涎，四肢抽搐，喉中痰鸣者。古代医家认为，本品为开涤风痰之专药。因其味辛而麻，故能治风散血，气温而燥，故能胜湿除涎，性紧而毒，故能攻积拔肿而治口歪舌糜。且胆南星专走经络，故卒中麻痹可以之为向导，而筋缓拘挛，口眼歪斜之症可愈。常用量为3~10克。

❀ 生姜

性温，味辛。归肺、脾经。具有发表散寒、温中止呕、温肺化痰的功效。并能解半夏、天南星及鱼蟹毒。适用于寒痰阻经之卒中后遗症，常见半身不遂，口眼歪斜，语言不利，口角流涎，胃纳不开，食物则呕，大便溏泄等症。古代医家认为，本品性味辛散，善于豁痰利窍，去秽气，通神明，健脾胃而和营卫，可治中风、中暑、中恶等一切卒暴之病。常用量为3~10克。

❀ 熟地黄

性微温，味甘。归肝、肾经。具有滋阴养血，生精补髓的功效。适用于卒中后遗症半身不遂，语言不利，痴呆之属于精血不足者。本品为补益肝肾填精生髓的要药。古代医家认为，本品能大补血虚不足，通血脉，长气力，填骨髓，益精血，补五脏内伤不足，利耳目，黑须发，可治一切精血不足之症。现代药理研究表明，本品有强心、利尿、抗过敏、降血糖等作用。常用量10~30克。

❀ 山茱萸

性微温，味甘酸。归肝、肾经。具有补益肝肾，收敛固涩的作用。适用于卒中后遗症之属肝肾亏虚，精气失藏，而兼见腰酸膝软，阳痿精滑，小便频数，虚汗不止等症者。古代医家认为，本品能大敛元气，振作精神，固涩滑脱，补肾气，填精髓。现代药理研究表明，本品有利尿、降血压的作用。常用量6~15克。

✿ 淮山药

性平，味甘。归脾、肺、肾经。具有补脾止泻，补肾固精，缩尿止带，补肺养阴等功效。适用于卒中后遗症之属脾肾俱虚，腰膝酸软，肢体萎废，饮食不进，大便稀溏者。古代医家认为，本品能补中益气力，化痰涎，润皮毛，长肌肉，久服可以使耳目聪明。常用量10~30克。

✿ 桑葚

性寒，味甘。入心、肝、肾经。具有滋阴补血，生津润肠等功效。适用于卒中后遗症之属肝肾精亏，关节拘挛，肌肉萎缩，舌强语謇，痴呆，精神萎靡，耳聋，失眠眩晕者。古代医家认为，本品能滋肝肾，充血脉，祛风湿，健步履，息虚风，清虚火，久服能黑发明目。常用量10~15克。

✿ 巴戟天

性微温，味辛、甘。归肝、肾经。具有补肾阳，强筋骨，祛风湿的功效。适用于卒中后遗症之属肾阳不足，髓海空虚者。古代医家认为，本品主大风邪气，能强筋骨、安五脏、补中增志、益气、补血海、祛风痰。现代药理研究表明，本品具有类皮质激素样作用及降血压作用。常用量9~15克。

✿ 补骨脂

性大温，味苦、辛。归肾、脾经。具有补火壮阳，固精缩尿，助阳止泻等功效。适用于卒中后遗症之属肾阳不足，大便泄泻，小便频数，畏寒怕冷者。现代药理学研究表明，本品能扩张冠状动脉，兴奋心脏，提高心脏功能。常用量5~10克。

✿ 肉苁蓉

性温，味甘、咸。归肾、大肠经。具有补肾阳，益精血，润燥滑肠

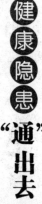

的功效。适用于卒中后遗症属肝肾亏损而兼见大便秘结者。古代医家认为，本品能补五劳七伤，益精养髓，润五脏，长肌肉，暖腰膝。现代药理研究表明，本品具有降血压的作用。因本品能滑肠，故大便泄泻者忌服。常用量10～20克。

✲胡桃仁

性温，味甘。具有助肾阳，强腰膝的功效。适用于肾阳不足，髓海空虚所致的卒中后遗症。古代医家认为，本品可以补气养血、润燥化痰、益命门、利三焦，服之令人肥健，润肌黑发。常用量10～30克。

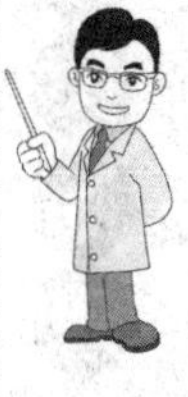

✲龟甲

性寒，味咸甘。归肝、肾、心经。具有滋阴清热，益肾强骨，潜阳息风的功效。适用于卒中后遗症属于肝阳上亢或阴虚动风者。常症见腰膝酸软，两颧潮红，口干咽燥，舌强语謇，半身不遂，手足颤动，心烦失眠，头重足轻，口眼歪斜，潮热盗汗，痴呆等症。古代医家认为，本品专主阴衰，善滋肾损，为填补肾精、任脉及平息肝风的要药。常与鳖甲、牡蛎同用，合称“三甲”。常用量10～30克。本品质地坚硬，入煎剂应先煎30～60分钟。

✲鳖甲

性微寒，味咸。归肝、肾经。具有滋阴潜阳、软坚散结的功效。适用范围类似龟甲。常与龟甲合用，但龟甲滋阴力较强，本品软坚祛瘀力胜，又具有疏通经络之效，故对瘀血凝滞之癥瘕坚积、跌仆伤损、半身不遂、语言不利也有较好的作用。特别适用于肝火亢盛，灼伤阴液而致脉络瘀阻者。常用量10～30克。入煎剂常应先煎30～60分钟。

✲浙贝母

性寒，味大苦。归肺、心经。具有清热化痰，散结解毒的功效。适用于卒中后遗症之属痰热阻经者。古代医家认为，本品能苦寒清热、泻降定风，对卒中偏瘫，语言不利，兼见发热，肢体肿痛拘挛，咳嗽痰黄，舌苔黄腻者尤为适宜。现代药理研究表明，本品主要含有浙贝母碱、贝母醇，具有一定的降血压及舒张支气管平滑肌的作用。常用量 3 ~ 10 克。

❋ 怀牛膝

性平，味苦酸。归肝，肾经。具有活血化瘀、补益肝肾、利尿消肿、引血引热引药下行的作用。适用于卒中后遗症之属肝肾阴亏、肝阳上亢或瘀血阻络者，尤其适合出血性中风后遗症。古代医家认为，怀牛膝可以补肾填精，逐恶血流结，助十二经脉，可主一切气血壅滞、腰膝酸麻、血热痿痹之证。现代药理研究表明，本品有降血压、扩张外周血管、利尿等作用。常用量 10 ~ 30 克。

❋ 地龙

性寒，味咸。归肝、脾、膀胱经。具有清热、平肝、止喘、通络的功效。主治高热狂躁、惊风抽搐、风热头痛、目赤、卒中半身不遂、喘息、关节疼痛等症。适用于卒中后遗症之属络脉瘀滞、痰热阻经、肝阳上亢者。古代医家认为，本品性寒而下行，性寒故能解诸热痰，下行故能利小便，治足疾而通经络。常用量 3 ~ 10 克。

❋ 地鳖虫

性寒，味咸，有毒。归肝经。又名䗪虫，土元。具有逐瘀破积、通络理伤的功敩。主治癥瘕积聚，血滞经闭，产后瘀血腹痛，跌打损伤，木舌，重舌，周身麻木，半身不遂等症。适用于卒中后遗症之属于瘀血凝滞经络不通者。古代医家认为，本品咸寒能入血软坚，血若凝滞则经络不通，血和而营卫通畅，故本品能治跌打损伤，骨节不利，疮痛麻木等症。用量 3 ~ 10 克。

❋ 全蝎

性平，味苦、甘、辛。归肝经。是祛风镇痉的要药。具有祛风镇痉、攻毒散结的功效。适用于卒中后遗症、口眼歪斜、舌体僵硬、语言

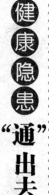
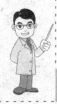

不利、四肢抽搐等症。经常和僵蚕、白附子、胆南星、石菖蒲等药合用。古代医家认为，全蝎可穿筋透骨，逐湿除风，主治诸风掉眩，语塞口歪，半身不遂，四肢抽搐。现代药理学研究表明，本品含蝎毒，有抗惊厥、降血压、扩张血管等作用。不过蝎毒过量会导致呼吸麻痹，进而危及生命安全。常用量3~6克。

🍀 中风患者常用中药方 🐝

内服方

莱菔子芽皂外敷方

【症状】中风口噤。

【配方】莱菔子、芽皂荚各20克。

【制用法】水煎30分钟，取汁即可。

地龙桃花饼

【症状】中风后遗症，气虚血瘀，脉络瘀阻，肢体痿软无力，舌质紫暗，脉细等。

【配方】赤芍、红花、桃仁各20克，当归50克，黄芪、面粉各100克，川芎10克，玉米面400克，适量白糖。

【制用法】干地龙用酒浸去除腥味，烘干研粉。赤芍、红花、黄芪、当归、川芎水煎2次，取汁；面粉、地龙粉、白糖混匀，用药汁调，制饼30个；桃仁去皮尖，打碎，稍微炒一下，均匀放于饼上，放入烘箱烤熟。

蚕蝎附子汤

【症状】中风口眼歪斜。

【配方】僵蚕、全蝎、白附子各等份，研末。

【制用法】每次取1.5克，用生姜水调服。

川芎牛膝钩藤饮

【症状】中风后遗症。

【配方】川芎、麦冬、牛膝、钩藤、丹参各10克。

【制用法】水煎，代茶饮。

远志石菖蒲煎

【症状】中风急症（脑出血、脑梗死、蛛网膜下腔出血、脑血栓形成。

【配方】石菖蒲、炙远志各6～10克，郁金、天竺黄各10～12克，制半夏、茯苓各10～20克，胆南星、泽泻各10～30克，生石决明20～30克，怀牛膝10～15克。

【制用法】每日1剂，水煎，分2次服，病情危重者每隔6小时服1次。

水蛭郁金汤

【症状】中风。

【配方】水蛭10克，郁金20克，全蝎6克，川芎15克。

【制用法】将上药水煎3次后

合并药液，分早、中、晚3次口服，每日1剂。10天为1个疗程。

乌梅天南星粉治中风

【症状】中风口噤不开、牙关紧闭、不省人事。

【配方】乌梅6克，冰片1.5克，天南星3克。

【制用法】将上药共研末，搽牙齿。

酒煮乌鸡治

【症状】中风后的舌僵不语症。

【配方】乌鸡1只，白酒2500克。

【制用法】将宰杀洗净的乌鸡，放入煲内，再加入白酒，用小火煎熬至酒剩一半，晾凉后即可饮用。每日饮服1～3次，佐餐饮，或定时饭前饮。

外敷方

黄芪羌活外敷方

【症状】中风（脑梗死）。

【配方】黄芪、羌活、威灵仙各90克，乳香、没药各40克，肉桂10克，醋或黄酒适量。

【制用法】将上药共研细末，和匀每次取6克，用醋或黄酒调成糊状，于每晚睡前，先洗净脐窝，在将药糊敷入脐中，用风湿膏固定。可用热水袋热敷。次夜如法换药，1周后改隔日换药1次。

巴豆外敷方

【症状】中风闭证，突然昏倒，人事不省，口噤不开，手足厥冷，面白唇暗，两手紧握，或大小便失禁。

【配方】巴豆50克，食醋适量，艾炷（如枣核大）不拘壮数。

【制用法】将巴豆研末，与食醋调制成糊。取巴豆糊15克左右，敷于脐内，姜片盖之，然后将艾炷置姜片上点燃灸之，连续灸至苏醒为止。醒后应及时调治。

马钱子芫花外敷方

【症状】中风，口眼歪斜。

【配方】制马前子25克，芫花、白附子各10克，明雄黄、胆南星各5克。

【制用法】将上药混合共研细末，过筛，密封储存。取药末10～15克，黄酒适量调制成膏，敷于脐中和牵正穴。以腊纸覆盖，胶布布贴严。2天换药1次，一般10天奏效。

黄芪二子外敷方

【症状】中分后遗症（半身不遂或偏瘫）。

【配方】马钱子、蔓荆子各30克，黄芪50克，红花、桃仁、穿山甲9克，白酒适量。

【制用法】将上药研末，取本散30克，以白酒适量调和成膏状，敷于患侧足心涌泉穴，每日换药1次。

桃仁红花栀子方

【症状】中风后遗症。

【配方】桃仁、红花、山栀子各5克，冰片3克，白酒适量。

【制用法】将上药末共研细末，用白酒适量调和成糊状，取上药敷于患侧足心涌泉穴，外盖纱布，胶布固定，每日换药1次。

南星黄芪雄黄方

【症状】中风半身不遂、口眼喝斜、牙关紧闭、神志不清。

【配方】天南星、黄芪各12克，雄黄6克，胡椒3克。

【制用法】将以上4味共研细末，用水调成糊状，敷于脐区，外盖消毒纱布，再用胶布固定，每天换药1次，10次为1个疗程。

瓜络血藤舌草方

【症状】脑卒中热，毒壅盛者。

中药养血管，用对保安康

【配方】白花蛇舌草、鸡血藤各 20 克，丝瓜络 30 克，蚕体 6 克，陈醋、白酒各适量。

【制用法】将以上前 4 味共研细末，用陈醋、白酒适量调匀，敷于脐区，外用消毒纱布覆盖，再用胶布固定，每天换药 1 次。

马钱子芫花方

【症状】中风后遗症。

【配方】马钱子 50 克，芫花 20 克，雄黄、白胡椒各 2 克，川乌、白附子各 3 克，胆南星 5 克，绿豆适量。

【制用法】将马钱子放入砂锅内，加入绿豆一把和清水适量，放火上煎熬，待绿豆熟时将马钱子捞出，剥去皮，打成碎块，然后在铁锅内放入砂土炒之，不断搅拌炒至马钱子呈黄褐色时与诸药混合，共研细末，每次取药末 20 克，分成 2 份，撒于 2 块胶布中间，分别贴于脐区和牵正穴。隔天换药 1 次，

5～10 天见效。

桃仁栀子麝香膏

【症状】中风。

【配方】取桃仁 7 枚，栀子 7 枚，麝香 0.3 克，白酒少许。

【制用法】将以上前 2 味共研细末，然后加入麝香研匀，用白酒少许调和成软膏状，涂敷手心劳宫穴，男左女右，先用药揉擦 10～15 分钟，再涂药厚 0.2～0.5 厘米，外用胶布固定，每 7 天用药 1 次。

芥子外敷方

【症状】脑卒中口不能言，舌根缩者。

【配方】芥子 400 克，醋 500 毫升。

【制用法】将芥子研末与米醋共煎，煮至药汁 300～400 毫升，收贮，即成。每取适量，连药渣涂敷颔颊下。

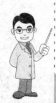

第八章

揉揉按按治百病，畅通血管选对经穴

🍀 高血压病的按摩疗法 🐝

　　高血压起病隐匿，病程进展缓慢，早期仅在精神紧张、情绪波动或过度劳累之后出现暂时和轻度的血压升高，去除原因或休息后可以恢复，称为波动性高血压。患者可出现头痛、头晕、头胀、耳鸣、眼花、失眠、健忘、胸闷、乏力、心悸、注意力不集中等症状。长期的高血压易并发心、脑、肾的损害。

　　中医认为，高血压发病的原因主要是由于情志失调，饮食失节和内伤虚损导致肝肾功能失调所引起的。病位在肝肾，以肾为本。因此，按摩防治本病以调补肝肾为主，平和阴阳为辅。

简易取穴 ┄┄┄┄┄┄┄┄┄┄┄┄┄┄┄┄┄┄➤

　　头部的太阳、百会、神庭、攒竹、印堂、率谷、风池、桥弓，背部的肩井、肝俞、肾俞，上肢的曲池、合谷，足部的太冲、太溪、涌泉等穴。

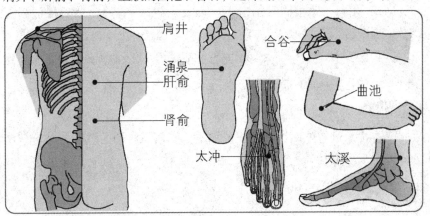

肩井　涌泉　肝俞　肾俞　合谷　曲池　太冲　太溪

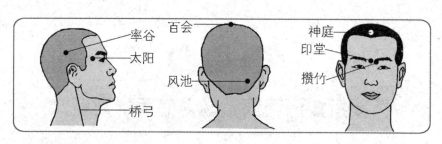

率谷
太阳
桥弓
百会
风池
神庭
印堂
攒竹

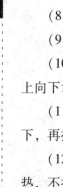

按摩方法

（1）用双手拇指背节处交替推印堂至神庭穴25遍。

（2）用双手拇指指腹分推攒竹至两侧太阳穴25遍。

（3）用拇指指腹向下直推桥弓穴，先左后右，每侧10遍。

（4）用拇指指腹按揉百会、印堂穴各50次。

（5）用双手大鱼际按揉太阳穴30次，按揉时的旋转方向均向前。

（6）以率谷为重点轻搓头侧面左右各30遍。

（7）拿捏风池各10次，以局部有轻微的酸胀感为佳。

（8）按揉肝俞、肾俞、曲池、合谷、太溪、太冲穴各30~50次。

（9）顺时针摩腹3~5分钟。

（10）由前向后用五指拿捏头顶，至后头部改为三指拿捏，顺势从上向下拿捏项肌3~5遍。拿捏肩井穴10~20次，拿捏上肢2~3遍。

（11）用双手大鱼际从前额正中线抹向两侧，在太阳穴处按揉3~5下，再推向耳后，并顺势向下推至颈部做3遍。

（12）用双手掌根同时拍击下肢内、外侧2~3遍，然后擦涌泉至热，不拘次数。

每日按摩1~2次，持续90天为1个疗程。90天后如恢复正常，按摩可改为每日1次或隔日1次。

倾情提示

坚持按摩可有效防止高血压的加重。服用降压药的患者，结合按摩时，不可突然停药；如果症状好转，应在医生的指导下，逐步减少药量。患者要定期测量血压，至少每周1次。

🍀 高血压患者的耳压疗法 🐝

耳朵虽然是个小器官，和人体中的其他重要脏器相比显得微不足道，但是它上面分布的穴位却是不容忽视的，通过耳压疗法能有效降压，这种方法不但操作简便，而且没有任何不良反应。

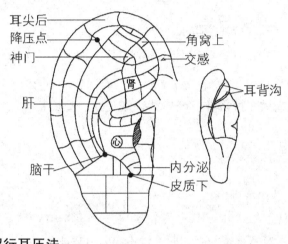

揉揉按按治百病，畅通血管选对经穴

✿ 王不留行耳压法

简易取穴 ➤

降压沟、降压点、神门、内分泌、脑干、耳尖后。

按摩方法 ➤

将王不留行籽置于菱形胶布上，压于耳穴上。每穴压1粒，每次按揉各穴3~5分钟，每日按压3次。每隔3日换压对侧穴位，1个月为1个疗程。

倾情提示 ➤

建议最多3个疗程为限，须休息1星期。

✿ 磁珠耳压法

简易取穴 ➤

角窝上、交感、降压沟、心、神门、降压点、皮质下。

按摩方法

取 500 ~ 1000 高斯磁珠备用，再根据病情选上述穴位每次 4 个。每次贴压 3 ~ 5 天，休息 3 ~ 5 天后，再行贴压第二次，4 ~ 5 次为 1 个疗程。

倾情提示

（1）贴压耳穴应注意防水，以免脱落。

（2）夏天易出汗，贴压耳穴不宜过多，时间不宜过长，以防胶布潮湿或皮肤感染。

（3）如对胶布过敏者，可用粘合纸代之；耳廓皮肤有炎症或冻伤者不宜采用。

❋ **草决明耳压法**

简易取穴

肝火上炎证型取肝、肾、角窝上、肝及耳背的心、肝、肾；阴阳两虚证型取心、肾及耳背的心、肝、肾；痰湿内阻证型取脾、三焦及耳背的心、肝、肾。

按摩方法

将胶布剪成 0.8 厘米见方，放上 1 粒草决明子。耳廓用 75% 的酒精棉球消毒后，贴压在所选的耳穴上，由轻到重按压数十下，使患者有发胀、发热的感觉。每天 3 ~ 5 次，每周贴压 3 次，10 次为 1 个疗程。休息 10 ~ 15 天再做下一个疗程治疗。

倾情提示

（1）如果耳廓有油或水份，则很难贴牢；

（2）耳廓局部皮肤破损或炎症，请勿使用；

（3）如果贴压后皮肤有痒或疼痛感时，请立即取下，小心过敏、发炎。

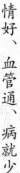

❋ 绿豆耳压法

简易取穴 ▶

降压沟、降压点、内分泌、镇静。

按摩方法 ▶

用耳穴探测仪或探棒找出敏感点。用圆形绿豆置于0.8厘米见方的胶布上，贴压穴位处，按压以有酸、麻、胀、痛为度。每日按压3～5次，每次1～2余钟，至疼痛减轻或消失为准。双侧贴压，每次3～5穴。

倾情提示 ▶

（1）贴压耳穴应注意防水，以免脱落。

（2）夏天易出汗，贴压耳穴不宜过多，时间不宜过长，以防胶布潮湿或皮肤感染。

（3）如对胶布过敏者，可用粘合纸代之。

❋ 耳穴贴膏疗法

简易取穴 ▶

降压沟（双侧）。

按摩方法 ▶

先清洁耳廓，将药用橡皮膏剪成4毫米×6毫米大小的长方形，贴在相应的穴位上。每周2次，双耳同时贴或左右耳交替贴均可。

倾情提示 ▶

（1）所用的药膏要新鲜，密封保存以保持药性，否则会影响疗效。

（2）耳廓潮湿时不能贴耳穴，否则药性很快会消失。

（3）孕妇慎用本法；耳廓汗毛粗密者不宜膏贴。

（4）在撕橡皮膏时，应先用热水浸湿，以保护耳廓，并防止疼痛。

（5）贴膏治疗时，应避免劳累、受寒、暴饮暴食、情绪过于激动等。

揉揉按按治百病，畅通血管选对经穴

🍀 冠心病的按摩疗法 🐝

　　冠心病是冠状动脉粥样硬化性心脏病的简称。冠心病是一种40岁以后较为多见的心脏病。中老年人由于生理机能的逐渐衰退，如果对钙质摄取不足，会导致钙质从骨组织中大量释放出来，一方面会造成骨质疏松，另一方面会使骨组织中的胆固醇等物质大量释出并沉淀或附着在血管壁上，加重血管硬化，从而影响人体血液循环。冠状动脉是供应心脏血液的血管，如果在此血管的内膜下有脂肪浸润堆积就会使管腔狭窄，堆积越多狭窄就越严重，如此限制了血管内血液的流量。血液是携带氧气的，如心脏需氧增多或血液减少到一定程度，就会使心肌缺乏氧气，不能正常工作。按摩治疗以行气活血，宽胸理气为主。坚持按摩，可明显减轻本病的症状或减少本病的发作。

简易取穴

　　头部的太阳、印堂，胸部的膻中，背部的心俞、至阳、肝俞、脾俞，上肢的内关、神门、极泉，下肢的足三里、涌泉等穴。

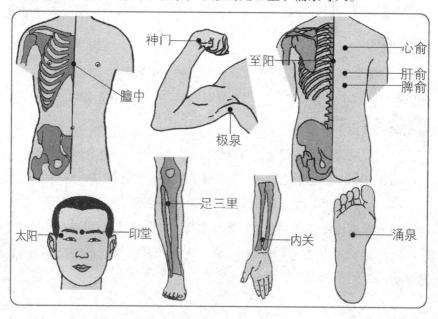

（1）用拇指指端按揉心俞穴并挤推至肝俞、脾俞穴各2分钟。

（2）按揉双侧内关穴各100次。

（3）重按至阳穴80次。

（4）拍打患者肩背部1分钟，手法要轻柔适当。

（5）拿揉上肢内侧肌肉3~5遍，并以中指点按极泉穴40次。

（6）点按神门、膻中穴各50次。

（7）按揉并搓擦涌泉穴，以热为度。

（8）按揉太阳、印堂、足三里穴各50~100次。

按摩治疗每日1次，要坚持不断。每晚睡前轻拍心前区20~30次，点按极泉、内关穴各1~3分钟，可有效预防冠心病在夜间的发作。

倾情提示

（1）自我推拿时，注意用力均匀柔和，避免憋气操作，以免诱发心绞痛。

（2）对本病的诊治必须在冠心病缓解期保健时使用，一旦出现心绞痛发作出现心肌梗塞，请勿使用。但是在心肌梗塞经急救后，在恢复过程中，推拿疗法有良好疗效，对伴左心功能不全者尤佳。

（3）此法还可应用于肺心病、阵发性心动过速、传导阻滞等其他心脏疾患的保健治疗。

🍀 高脂血症按对穴轻松降脂 🐝

如今，高脂血症已经成为高发疾病，它的潜在危害是非常大的。高血脂临床上多以头晕、胸闷、心悸、神疲乏力、失眠健忘、肢体麻木等为主要症状，部分患者在眼皮处会出现黄色小脂肪瘤，可以通过按摩的方法进行降脂。

❈ 按摩丰隆、承山穴

简易取穴 ━━━━━━━━━━━━━━━━━━━━━━━━━━━━━▶

丰隆穴、承山穴。

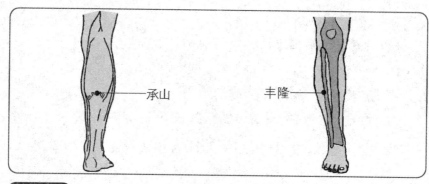

承山   丰隆

按摩方法 ━━━━━━━━━━━━━━━━━━━━━━━━━━━━━▶

按摩降脂没有时间标准，治疗所需时间可以根据患者的具体情况来定。一般来说，用指按或掌按的方法按摩即可，力度略重。每次按摩20~30分钟，每日按摩1~2次，体质较好者以1个月为1个疗程；体质虚弱者以1~5个月为1个疗程。

倾情提示 ━━━━━━━━━━━━━━━━━━━━━━━━━━━━━▶

按摩不是简单地按几下就可以，要讲究一定的方法和技巧。而且按摩降脂不是一蹴而就的，需要坚持不懈，千万不能心急，按几天没有效果就直接放弃。

❈ 耳穴压豆降脂法

简易取穴 ━━━━━━━━━━━━━━━━━━━━━━━━━━━━━▶

内分泌、皮质下、三焦、肝、脾、胰胆、艇中、胃等穴。

按摩方法 ━━━━━━━━━━━━━━━━━━━━━━━━━━━━━▶

操作的时候，先准备好一些0.5厘米×0.5厘米的方形胶布，将耳廓皮肤用75%的究竟棉球消毒，胶布中心粘上王不留行籽，之后对准穴位进行贴压，轻轻按压偏科。双侧耳穴都要贴压。10次为1个疗程，每隔3天换豆1次。患者自己也需要每天对着耳豆按压3次，每次3分钟。

健康隐患"通"出去

——心情好、血管通、病就少

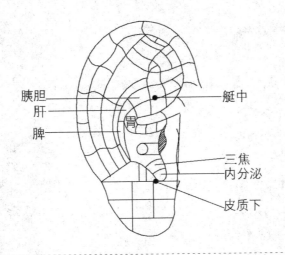

胰胆
肝
脾
胃
艇中
三焦
内分泌
皮质下

倾情提示

需要注意的是，过度饥饿、疲劳、精神高度紧张、年老体弱、孕妇，按压力度要轻，急性疼痛性病症宜用重手法，强刺激，但是习惯性流产的患者慎用。

🍀 动脉硬化的按摩疗法 🐝

动脉粥样硬化多发生于 40 岁以上的男性及绝经期后的女性，是严重危害老年人健康的常见病。早期多无症状，但随着病情的发展可表现为体力与脑力的衰退，并可出现胸闷、心悸及心前区闷痛，脑动脉硬化患者可出现头痛头晕、记忆力减退等症状。

按摩对动脉硬化有较好的防治作用，主要通过刺激一些相关的穴位以调节血管的舒缩功能，减少甘油三酯、胆固醇等在体内的堆积，从而防止动脉硬化的发展。

简易取穴

头部的太阳、百会、攒竹、印堂、人中、率谷、风池、桥弓，胸部的膻中，背部的肩井、心俞，上肢的曲池、合谷，下肢的足三里、太冲等穴。

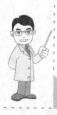

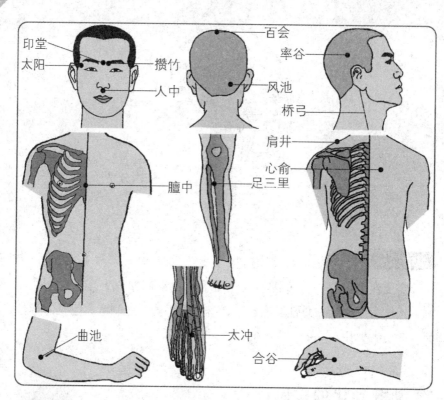

按摩方法

（1）用两拇指的背节处交替推印堂穴至前发际 25 次。

（2）用双手拇指指腹分推攒竹，至两侧太阳穴 30 遍。

（3）用拇指指腹向下直推桥弓穴，先左后右，每侧 10 遍。

（4）以百会为重点，用指端叩击头部 2～3 分钟。

（5）用拇指指端点按人中、膻中、心俞穴各 50 次。

（6）拿捏风池、肩井、曲池、合谷、足三里、太冲穴各 10～20 次。

（7）用双手大鱼际按揉太阳穴 30 次，按揉时的旋转方向均向前。

（8）以率谷为重点轻揉头侧面左右各 30 遍。

（9）由前向后用五指拿头顶，至后头部改为三指拿，顺势从上向下拿捏项肌 3～5 遍。

（10）用双手大鱼际从前额正中线抹向两侧，在太阳穴处按揉 3～5 次，再推向耳后，并顺势向下推至颈部做 3 遍。

每日按摩1次，应长期坚持。

倾情提示

日常生活宜食用低胆固醇、低动物性脂肪且清淡而富含维生素C的食物，不可暴饮暴食，须戒烟酒，控制情绪，切勿过度疲劳，保证充足的睡眠。

半身不遂的按摩疗法

脑血管阻塞后破裂所引起的身体左或右侧的麻痹状态，称为脑中风所引起的半身不遂。患者多在发病后一段时间手脚呈现无力的麻痹状态，及手脚几乎无法动弹的状态，几周之后，就变成僵硬状态。尤其手掌、脚后侧会僵硬到无法伸直的程度。有时会有手脚麻痹、虚冷或灼热、浮肿疼痛等症状发生。

以下按摩方法有助于畅通血管、改善半身不遂。

简易取穴

头部的百会、曲鬓穴，肩部的肩井穴，背部的天宗、厥阴俞，上肢的曲池、手三里、内关、外关、合谷穴，下肢的阳陵泉、足三里、昆仑、涌泉、足心等穴。

按摩方法

（1）按压百会穴、肩井穴、厥阴俞、天宗穴各30～50次，力度适中，以有酸痛感为佳。

（2）按揉曲鬓、阳陵泉、足三里、昆仑穴各30～50次，力度稍重，以有酸痛感为佳。

（3）掐揉内关、外关、合谷、曲池、手三里穴各30～50次，力度稍重。

（4）揉搓涌泉、足心穴各100次，以有气感为佳。

每天按摩1次，持续1个月为1个疗程。多数患者要持续3～4个疗程，按压患侧时力量要大些。

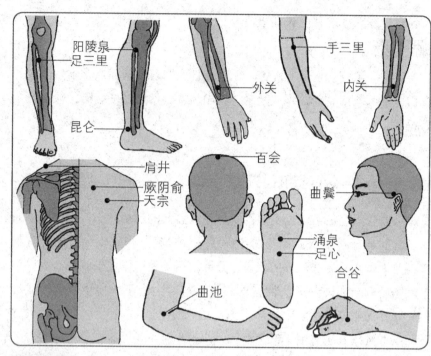

阳陵泉
足三里
昆仑
外关
手三里
内关
肩井
厥阴俞
天宗
百会
曲鬓
涌泉
足心
合谷
曲池

倾情提示

　　治疗中配合关节功能锻炼有利于瘫痪状态的改善。行动不便者，要定期翻身或按摩揉捏受压的部位，以防褥疮。

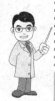

小运动大健康，养护血管有奇效

🍀 合理锻炼，降低心脑血管的发生几率 🐝

研究表明，体育锻炼能减少发生心脑血管病的危险，其机理可能有两个方面：一是运动可以直接影响心脏和循环系统的功能，如增加侧支循环血流量，改善心输出量等。二是锻炼可以影响发病危险因素，如肥胖、血压或血液脂蛋白成分的浓度等，进而发挥间接的防治作用。

近年来的研究表明，体育锻炼可以提高人体内的高密度脂蛋白胆固醇（HDL-C）含量，这一作用是在高度训练的运动员中发现的，进行不同运动强度的人的血脂水平也会发生不同程度的改变。运动锻炼提高血高密度脂蛋白胆固醇水平的可能机制为：能提高甘油三脂水解的关键酶一脂蛋白脂酶的水平；卵磷脂胆固醇酰基转移酶活性增强；肝脂酶活性下降。此外，锻炼对血脂的影响还存在性别差异，有人发现女性在适度运动后并没有出现和男性同样的高密度脂蛋白胆固醇的变化，目前对此还没有合理的解释。但总体而言，专业或业余时间的体育锻炼对心血管疾病的发病率、死亡率等都有很好的控制作用，这一点在医学界达成了共识。

心血管病患者的理想运动包括：有氧运动、力量性练习、娱乐性运动、放松性练习、职业性运动、医疗体操以及中国传统的锻炼方法（如气功等）。有氧运动是冠心病患者的主要锻炼方法。常用的有氧运动包括步行、慢跑、游泳、骑车、登山、滑雪以及气功中的动功。虽然合理的锻炼对身体大有益处，但是还要提醒大家注意以下几点问题：

❀ 选择合适的运动项目

可选择的运动项目虽然有很大，但却不能人云亦云。一定要根据自身需求和客观条件来选择运动项目，如步行、散步、慢跑等，量不在多，关键要适合。

❀ 运动强度要适中

科学健身的要求是，运动强度要能达到最大心率的 70% ~ 85% 或最大吸氧量的 50% ~ 70% 为目标，即 30 ~ 39 岁心率为 140 ~ 150 次/分；40 ~ 49 岁为 123 ~ 146 次/分；50 ~ 59 岁为 118 ~ 139 次/分。健康的 35 ~ 60 岁的中老年人运动的过程中，心率最低是 130 次/分，但不能超过 160 次/分。

❀ 锻炼内容因人而异

选择锻炼内容的时候尽量选择活动时参与肌肉群较多的项目，这样对心肺功能的锻炼效果有益。比如，选择的动作如果以下肢运动为主，还需兼顾一些上肢和躯干运动，特别是人到中年后，不能忽视腹部肌肉群锻炼，能有效预防肥胖。

❀ 锻炼强度循序渐进

锻炼千万不能图强、图快，而是要循序渐进，每周的运动强度和运动时间都不宜超过上周的 10%。

❀ 养成好的锻炼习惯

锻炼的功效贵在坚持，养成好的锻炼习惯，制定每周锻炼的时间和目标，不分寒暑，排除干扰，坚持不懈，就会收获意想不到的效果。

有一些心脑血管疾病患者可能担心运动会加重病情，其实，适量、合理的运动不仅不会诱发心血管病，还能起到一定的"治疗作用"。不过要量力而行，适可而止。一般而言，轻度高血压患者如果没有并发症，平时应以快走、慢跑、游泳、骑自行车为主；中度高血压患者，有

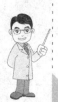

高血压而致的心、脑、肾、血管等其他器官损害，如左心室肥厚、眼底血管轻度硬化等，可采取直立体位的运动方式，如广播体操、快走等；重度高血压病患者，如果发生脑卒中、冠心病、心绞痛等，宜采取低强度运动，如慢走、按摩等。轻度稳定的冠心病患者可选择中小强度运动，如步行、慢跑交替、骑自行车等，最好有人陪同。

🍀 八段锦，促进血液循环，畅通血管 🐝

八段锦动作简单，方便实用，是老祖宗留给后人的强身健体的养生功法，有柔筋腱骨、养气壮力、行气活血、促进血液循环、改善神经体液调节的功能，有柔和按摩腹腔脏器的作用，能协调脏腑功能，强身益寿，对神经系统、心血管系统、消化系统、呼吸系统、运动器官等都有很好的调节作用，适宜大众锻炼。

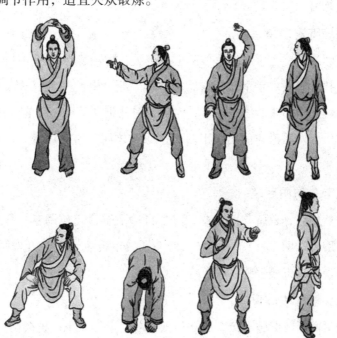

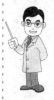

❀ 双手托天理三焦

自然站立，两足平开，与肩同宽，含胸收腹，腰脊放松。正头平视，口齿轻闭，宁神调息，气沉丹田。双手自体侧缓缓举至头顶，转掌心向上，用力向上托举，足跟亦随双手的托举而起落。托举六次后，双手转掌心朝下，沿体前缓缓按至小腹，还原。

❀ 左右开弓似射雕

自然站立，左脚向左侧横开一步，身体下蹲成骑马步，双手虚握于两髋之外侧，随后自胸前向上划弧提于与乳平高处。右手向右拉至与右乳平高，与乳距约两拳许，意如拉紧弓弦，开弓如满月；左手捏箭诀，向左侧伸出，顺热转头向左，视线通过左手食指凝视远方，意如弓箭在手，等机而射。稍作停顿后，随即将身体上起，顺势将两手向下划弧收回胸前，并同时收回左腿，还原成自然站立。此为左式，右式反之。左右调换练习六次。

❀ 调理脾胃须单举

自然站立，左手缓缓自体侧上举至头，翻转掌心向上，并向左外方用力举托，同时右手下按附应，力达两掌根，舒胸展体，拔长左腰体；松腰沉髋，身体重心缓慢下落；左臂屈肘外旋左掌经面前落于腹前。举按数次后，左手沿体前缓缓下落，还原至体侧。右手举按动作同左手，唯方向相反。

❀ 五劳七伤向后瞧

自然站立，双脚与肩同宽，双手自然下垂，宁神调息，气沉丹田。头向左后转，两眼目视左后方，稍停顿后，缓缓转正，再缓缓转向右侧，目视右后方稍停顿，转正。如此六次。

❀ 摇头摆尾去心火

两足横开，双膝下蹲，成马步或仆步。上体正下，稍向前探，两目平视，双手反按在膝盖上，双肘外撑。以腰为轴，头脊要正，将躯干划

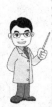

弧摇转至左前方，左臂弯曲，右臂绷直，肘臂外撑，臀部向右下方撑劲，目视右足尖；稍停顿后，随即向相反方向，划弧摇至右前方。反复六次。

✽两手攀足固肾腰

松静站立，两足平开，与肩同宽。两臂平举自体侧缓缓抬起至头顶上方转掌心朝上，向上作托举劲。稍停顿，两腿绷直，以腰为轴，身体前俯，双手顺势攀足，稍作停顿，将身体缓缓直起，双手顺势起于头顶之上，两臂伸直，掌心向前，再自身体两侧缓缓下落于体侧。

✽攒拳怒目增力气

两足横开，两膝下蹲，呈马步。双手握拳，拳眼向下。顺势头稍向左转，两眼通过左拳凝视远方，右拳同时后拉。与左拳出击形成一种“争力”。随后，收回左拳，击出右拳，要领同前。反复六次。

✽背后七颠百病消

两足并拢，两腿直立、身体放松，两手臂自然下垂，手指并拢，掌指向前。随后双手平掌下按，顺势将两脚跟向上提起，稍作停顿，将两脚跟下落着地。反复练习六次。

气功，调节人体生理状态

在普通大众的印象中，气功是一门非常神奇的武功，会练气功有很多好处。

✽松功

只要你感觉自然舒适，呼吸平静自然，选择任何体位均可。自然均匀地呼吸，吸气时默想“静”字，呼气时默想“松”字；然后依次从头、肩、上肢、胸、背、腹、腰、臀、大小腿、双脚慢慢放松；最后意守双脚，每放松一遍用时约 5 分钟。最后再从头开始向下，直到双脚，全身放松。此动作要缓慢、反复地进行。

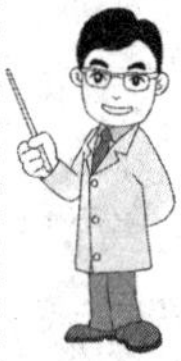

❋ 静功

取仰卧、平坐、盘坐位，做到虚灵顶劲（头向上顶，颈部肌肉放松），沉肩坠肘，舌抵上腭，鼻吸鼻呼。吸气的时候真气应"气沉丹田"，呼气的时候要顺其自然，用意念将真气沿任脉向下送至丹田。

❋ 动功

踏步击腹：一边踏步，一边用双拳沿着食物在体内运动的方向进行敲击，顺序由食管到胃，到十二指肠，到小肠，最后再到大肠，顺次在腹部反复敲击。敲到哪，想到哪。

运手扩肺：马步与左右弓步交替应用，先练左手，后练右手，反复交替，深吸慢呼，意守脚底涌泉穴。

整理活动：慢跑，使身体恢复到练功前的自然状态，持续 10 ~ 15 分钟。每天练 30 分钟到 1 小时，坚持半年。

有数据显示，高血脂患者练气功一段时间后，血脂水平有显著下降，其疗效可见一斑。

🍀 瑜伽，养护血管有奇效 🐝

现在上班族每天除了坐着就是坐着，早餐匆匆忙忙随便吃几口，晚上却暴饮暴食、过食肥甘厚味，所以现代人的血管普遍不健康。热爱瑜伽的人都知道，经常练习瑜伽能放松身体、缓解压力，有助于维护血管健康。

❋ 平板式

俯卧，双肘弯曲支撑在地面上，肩膀和肘关节垂直于地面；双脚踩地，身体离开地面，躯干伸直，头部、肩部、胯部和踝部保持在同一平面；腹肌收紧，盆底肌收紧，脊椎延长，眼睛看向地面，保持均匀呼吸，每次坚持 5 秒左右。

❈ 肩倒立式

仰卧，双腿伸直并拢，双手自然贴放在身体两侧，掌心贴地；吸气，向上抬起双腿，双手按压地面，背部抬离地面，然后双腿缓缓向头顶方向伸展，双脚触地；双手扶在腰间，呼气，双腿离地，慢慢向上抬至与地面平行处，保持数秒；吸气，伸直双腿，使背部、臀部、双腿都与地面垂直，肩部、头部、上臂和双肘撑地，收下巴抵锁骨，保持数秒，呼气还原。

❈ 拜日式

双脚自然并拢，身体直立，双肩放松，双手合十胸前正常呼吸；深长缓慢的吸气，将双手上举过头顶，伸直手肘，脊柱向后缓慢弯曲到极限位置；慢呼气，双手臂带动身体向前弯曲，保持双腿伸直不要弯曲，双手掌尽量按向地面，上身尽量靠近双腿；慢慢吸气，左脚向后一大步，抬起背部，再次吸气，脊柱向后卷起，胸部推向前方；呼气，将右脚向后与左脚并拢；吸气，臀部上顶，伸直双膝，脚跟放在地面上，慢慢呼气，低头向下，肩背下压；保持身体状态，慢慢弯曲手肘，双膝放在地面上，胸部下颌贴于地面；再次吸气，头部带动身体向前向上，伸直手肘，大腿和耻骨尽量贴于地面，颈部向上扬起，带动脊柱后卷。身体允许时，重复 3~5 次。

❈ 英雄Ⅱ式

呼气，双脚分开比肩宽，抬起手臂平行地面；右脚向右转 90 度，左脚稍向右转 15°~30°；屈右膝，直至大腿与地面平行，小腿垂直于地面，大腿、头向右转，右手上举，左手至于左腿膝盖上，眼睛注视右手指尖，保持 30 秒；吸气，伸直右腿，恢复起始姿势，左侧重复以上动作。

❈ 椅式

与肩同宽直立，吸气，抬高起双臂，与地面垂直；呼气，曲膝，尽可能使大腿与地面平行；保持大腿内侧相互平行，并使大腿股骨头同位

小运动大健康，养护血管有奇效

于脚跟的上垂直线；向背部收紧肩胛骨，保持骶骨拉长，停留 30 ~ 60 秒；结束此姿势时，吸气，伸直膝盖，用力伸展手臂向上；呼气，回到站立式。

❀ 乌鸦式

双手撑实地面，屈膝至手臂，在膝盖及臀部中间位找到重心后，轻轻将力放于两臂，保持 15 ~ 20 秒。

❀ 月亮之花

两脚分开，脚尖稍外撇，两臂向上伸直，掌心向前；屈膝，缓缓降落身体，至臀部几乎与膝关节在同一个水平面上。注意膝关节不要超过足尖位置，与此同时，屈肘，两肘缓缓降至肋部。之后还原，重复练习 15 ~ 20 次。

❀ 猫式

呼气，两手与两膝支撑，弓背低头，含胸，将肚脐向脊柱方向收缩，收臀，状如小猫；吸气，抬头，挺胸，翘臀，背部向下塌，使小腹尽量向地板方向靠拢。

☘ 快走 + 慢跑，血脂不再稠

有句名言叫"生命在于运动"，人在运动的过程中，心、肺等器官都得到了充分的锻炼。只有运动，才可以令神经系统反应灵敏、动作协调，使肌肉和骨骼系统强健有力；也只有运动，才使得身体的各项技能得到充分发挥。

长期坚持运动的人，其血压和心率不仅在安静状态时能保持平稳。即便在运动的时候，也一样是以平稳的状态增加，运动停止后，可以很快恢复正常。

长期坚持锻炼的人，血脂异常的问题也可以得到改善。运动锻炼可

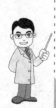

以使血清总胆固醇、低密度脂蛋白、中性脂肪水平减少，而使高密度脂蛋白水平增加，可以在保持血压下降的同时，减缓动脉粥样硬化，减缓动脉粥样硬化的进展。

❋ 快走

人在快步行走时，能量消耗增加，以至于体内原本储存的脂肪，也在必要的时候，分解释放能量。而在运动后的恢复阶段，机体则会从血液中提取膳食脂肪来补充脂肪储存库，从而达到使血脂下降的目的。

每次进餐前，上一顿的食物基本上都已经消耗完毕，而此时进行快步行走，所消耗的能量，大部分需要血液中的脂肪来补充，其中就包括刚刚被消化吸收的脂肪。如果运动量大，身体势必还需要动用体内储存的脂肪，为运动提供能量。

由此可见，餐前短时间快步行走对血脂的影响既直接又快速。此外，餐前快步行走还可以通过降血脂起到预防心脏病的作用。虽然餐前快步行走对降血脂有好处，但最好在餐前 2 小时进行，因为这时胃内的食物基本排空，心脏的负担也减轻了，而且餐前 2 小时运动，不用担心饱餐后运动造成胃下垂及肠套叠。

另外，既然是快步走，就需要控制速度，既不能太慢，也不能太快，一般保持在 10 千米/小时为宜，时间最好控制在 20～30 分钟。

❋ 慢跑

在众多的运动保健项目中，慢跑是人们最喜爱的运动项目之一，也是人们减肥的首选方之一。慢跑简单易行，且健身效果理想。在慢跑过程中，按照自己控制的速度，可以一种有节奏的形式让大腿和小腿肌肉都得到充分锻炼，从而增强心肺功能。坚持慢跑，不仅可以控制身体发胖，还可以消除长时间用脑带来的疲劳感。

慢跑是最为方便的有氧运动，慢跑不仅可以减肥，在配合饮食控制的前提下，还不易反弹；慢跑可以随时进行，无论是早晨、下午还是傍

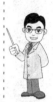

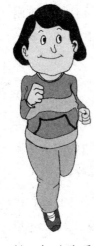

晚，都可以进行，能够有效地缓解压力，锻炼心肺功能。

经常进行慢跑运动的人，血清中胆固醇和甘油三酯水平比不进行慢跑运动的同龄人低，而高密度脂蛋白胆固醇和甘油三酯水平比一般人高。所以，长期、有规律地坚持慢跑对血脂有明显的调节作用。

进行适当强度的持久性慢跑锻炼，不仅可以减轻高血脂，改善血脂构成，使脂质代谢朝着有利于健康的方向发展，还可以促进机体代谢，提高脂蛋白酯酶的活性，加速脂质的运转、分解和排泄。所以，健康的人，特别是体型偏胖的人，应当坚持慢跑，以预防高血脂的发生；而高脂血症患者慢跑能起到降脂的效果。慢跑的过程中最好配合饮食结构的调整，否则仅仅是单纯地慢跑，饮食上却肆无忌惮，则无法起到很好的减肥、降脂功效。

🍀 楼梯代电梯，降脂又减肥

现代人的生活越来越便利，出门有车，下楼有电梯，就连吃饭也可以直接叫外卖，自己一整天都待在电脑前、沙发上、床上，体重不断飙升，血脂也跟着提高，心脑血管疾病的发病率自然也会上升。如果你想改变这种现状，不妨用爬楼梯来代替坐电梯。

坚持爬楼梯能增强心肌收缩力，增强呼吸系统、循环系统以及骨骼肌肉的功能，能预防一些慢性疾病。爬楼梯的过程中需要腰背部和下肢不停地活动，使肌肉和韧带的力量得到增强，关节功能得以改善，使行动更加灵活。

爬楼梯时，全身肌肉会反复地收缩放松，有助于加速血液循环，增强新陈代谢，可以有效预防高血压、糖尿病、冠心病等。同时，爬楼梯是运动量较大的运动，可以消耗能量，有助于减肥降脂，是肥胖者的理想运动项目。

爬楼梯健身的过程中要注意以下几点：上楼梯时，上身要前倾，头部抬起，双眼前视，大腿抬高，髋关节向前送，跨台阶时大腿和小腿呈直角。正确的上楼姿势有助于实现更好的锻炼效果，而且能有效防止受伤。下楼梯时，髋关节、膝关节和踝关节交替活动，可以让下肢肌肉更加灵活，促进血液回流，有效避免静脉曲张。跨台阶时前脚掌先着地，随后全脚掌着地。

除了上下楼梯的基本动作，还应注意爬楼梯的运动量和运动速度要因人而异，量力而行。特别是年迈体弱者及骨质疏松、慢性疾病等患者，要注意避免发生意外。爬楼前对膝关节、踝关节等部位进行拉伸，避免运动过程中拉伤。

除了爬楼梯，还可以利用台阶健身。

台阶俯卧撑：膝盖跪在第一级台阶，双手撑在高几级台阶，肘部弯曲再撑起来。

台阶仰卧起坐：在宽敞的区域，面向台阶，把双脚脚跟放在第一级台阶上，双臂交叉放在胸前或双手抱住后脑，反复做仰卧动作。

台阶压腿前屈：面对楼梯站直，把一条腿放在臀部等高的台阶上，支撑腿绷直，上肢向腿部用力下压，交换双腿反复做，压得越低效果越好。

台阶胸腿运动：面对台阶站立，脚尖距离第一级台阶一脚掌左右，双手撑在和腰部等高的台阶上，双腿伸直，压低胸部和肩部，重复此动作。

🍀 健康小运动，疏通血管祛疾病 🐝

保持血管健康并不是一朝一夕的事，需要有足够的耐心和坚持，每天都进行以下几个小运动，可以有效疏通血管，促进下肢健康。

✲ 手部运动

手掌是人体的缩影，包含四肢、头、腹部、生殖器等人体所有的脏腑和器官。而且手掌里还有 365 个穴位。所以，每次拍掌，相当于刺激了全身的穴位。拍掌时手掌会产生热量，同时还会促进身体的血液循环。手变凉，就会失去热量，身体也会变凉。与之相反，手变暖和，身体也会变暖和。身体暖和、手凉的人很多，但是手暖和，身体凉的人却很少。因此，天气冷的时候，把手伸进温暖的水里或握着热的东西，身体就会感到暖烘烘的。

经常使用手，可以预防健忘症和痴呆。所以，经常做手工的老人更健康。这是因为经常活动手，能促进血液循环，提高智力。拍掌，双手摩擦，或反复做甩手的动作，或伸直手指，手指尖聚气，指尖用力的方法，这些动作都可以促进手部的血液循环，同时能够帮助毛细血管和静脉的回流。

✲ 脚腕、小腿运动

人要直立行走，因此腿部静脉血管向重力相反方向流动。这个过程中，腿部毛细血管会遇到很大的阻力。而静脉的血液循坏畅通了，毛细血管的血液循环才能畅通。脚腕、小腿的水泵动作是重复小腿肌肉的收放动作，可以帮助静脉的血液循环。这是通过人体第二心脏——小腿（腓肠肌），使血液回到心脏。

先舒服地平躺下，摆立正姿势。伸直手指，手腕向手背方向抬起，脚腕也同时向脚背方向立起。然后再把脚绷直，手腕也伸直。这个动作反复几次。这样活动脚腕，反复小腿肌肉的收缩与放松，可以促进腿部的静脉血液循环。把腿斜靠在墙上，效果会更好。

抬腿能借用重力，使血液更容易回到心脏。抬起手腕的同时，做握拳、伸直的动作，有利于上肢的血液循环。做这些动作不用拘泥次数和时间。如果在公司不能躺下，那么只需上下活动脚腕或绷直脚趾就可

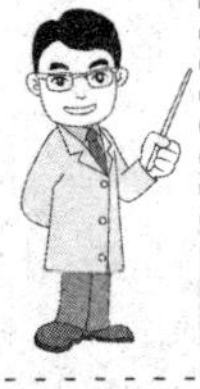

以。反复做像踮起脚尖的动作，或脚趾用力，伸直脚腕的动作，也可以让小腿肌肉有效地工作。长时间坐飞机时，最好做脚腕、小腿的水泵动作。脚腕、小腿的水泵动作对手脚冰凉症也有帮助。走很长的路，腿部出现浮肿时，相比躺下以后把腿放在枕头上面，脚腕、小腿的水泵动作可以更快地解决腿部浮肿和疲劳问题。

✿ 徒手体操

头脑发沉或肩膀发硬、发酸的时候，人们习惯转动脖子或十指交叉，将头向前或向上拉伸，同时不自觉发出"哎哟，哎哟"的呻吟声。此时，人体中停滞的血液开始流动，发生超乎想象的变化。就在这短短的几秒钟内，眼睛和大脑变清晰，可以重新集中精神，身体好像有股电流通过。因为在这一瞬间，僵硬的血管得到了舒缓，这就是徒手体操的力量。

活动关节就是活动肌肉，而肌肉的运动又会带动筋膜和皮肤的活动。活动关节，不仅可以强化关节周围的韧带和附属器官，还可以放松相关肌肉里的血管，促进血液循环。所以，做完体操，身体就会微微出汗，感到微热。

✿ 伸展运动

做伸展运动的要领是顺着肌肉纹路慢慢拉伸肌肉，弯曲关节，会拉伸、松弛相关部位的肌肉，同时也能活动关节。但是，不要突然弯曲关节，尽可能最大限度地活动关节，使肌肉感到轻微的阻力即可。

等身体暖和之后做伸展运动更好。比如，脖颈部和肩膀变硬时，边淋温水或用热毛巾敷在相关部位后，做伸展运动更好，效果会更好。泡在浴缸里尽可能地活动能够活动肌肉和关节也很好。最好是早晨一起来马上做伸展运动，伸懒腰也是一种伸展运动。伸懒腰时，我们能够感到身体有股电流通过似的，这种感觉很舒服。伸懒腰能打开气血，促进血液循环，让人体充满活力。经常操作电脑的人，脖子和肩膀容易感到酸痛，很多人患有龟颈综合征。这是像乌龟一样伸出脖子，脖子肌肉僵硬造成的疾病。这样一来，通往大脑和胳膊的血管也变得紧张，就会出现头晕、头痛、眼浊、胳膊和肩膀肌肉僵硬、发麻等症状。解决这些症状最有效的方法是做伸展运动。平时经常做，相关部位的症状就会消失，而且还能预防疾病。运动前做伸展运动能防止运动中肌肉或关节的损伤，而且运动效果也会更好。

❋ 按揉腋窝

经常按揉腋窝能够舒筋活血、调和气血，从而让人精神焕发、延年益寿。开展自我按摩的步骤如下：左右臂交叉在胸前，用右手按揉左侧腋窝，左手按揉右侧腋窝，中指、食指与无名指并拢，凭借手腕的力量有节律地轻轻拿捏腋窝部位的肌肉，早晚各做 1 次，每次持续 5 分钟即可。夫妻之间可以帮对方按揉，不但能养生保健，而且有助于增进夫妻间的感情。

❋ 搓揉耳部

无论是在家看电视还是在路上行走，都可以搓揉耳朵，小小的动作可是会起大作用的。具体做法如下：①捏搓耳轮：双手分别按摩左右耳轮，反复多次按摩，持续 3 分钟。②捏揉耳垂：用食指与拇指捏住耳垂，然后向各个方向轻柔地拉，使整个耳朵动起来。③按摩耳廓：把双手中指或食指放在耳廓内侧，稍稍用力按揉，反复多次，持续 3 分钟。双手掌心紧捂住耳朵，将其封闭住，然手突然拔出来，反复做 10 次。④两手掌紧捂住耳朵，把除拇指外的四指并拢，放在脑后，用食指与中指叩击鸣后脑，反复做 50 次。将右臂反伸经过项后捏住左耳廓，稍用力向左拉；同理，用左手拉右廓，每侧反复做 10 次即可。

❋ 按揉腹部

腹部按揉分为腹部按摩与腹部推揉。按揉方法如下：腹部按摩使用二指叠按法，将两拇指重叠后轻轻按压，力度轻重以舒适为宜。另外，

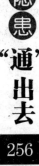

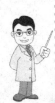

还可用波浪式推压法，取仰卧位，裸露腹部，两手手指并拢，然后自然伸直，把左手掌放到右手手背，将右手手掌紧贴在腹部，用力向前推按，接着左手掌用力向后压，这样来回缓慢推揉。

❈ 按压脊背

自己进行背部按摩的难度较大，最好请家人或朋友帮忙。推背的做法：被按摩者俯卧于床上，全身自然放松，头偏向一侧。按摩者坐在床边，身体面对被按摩者的头部，做弓步姿态，将双手手指伸直，然后平放在被按摩者的背部。按摩者的手臂和手掌发力，向前推动，让被按摩者的背部肌肉向前移动，一直推移到腰部，反复推 10 次即可。被按摩者把头部偏向另一侧，采用同样的方式推 10 次即可。推揉完毕后，双手松握拳捶背，被按摩者感觉舒适即可。

🍀 没事转脚踝，畅通血脉防血栓 🐝

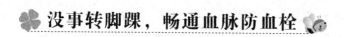

心脑血管疾病主要为气血失调、供血障碍所致。众所周知，血栓会堵塞心脑血管，为诱发心脑血管疾病的重要原因之一。较小的栓子堵了又冲开，即为脑血栓发作前兆，名为短暂性缺血发作。这就是为什么有的女性会突然半身麻木、没劲儿了，不过没过几秒钟就恢复正常了。对于这种现象，多数女性朋友并不放在心上，可连续犯几次就会出现大的、完全的脑血栓。如果突然觉得说话不利落或眼前突然有些模糊，可能为短暂性脑缺血，或突然半身麻、无力，不用担心，很快就能痊愈，此时应当及时到医院去检查，找出病因。

不管是脑出血还是脑血栓，最常见的诱因就是高血压，突然因为某件事情而激动，血压波动幅度较大，就会诱发脑出血，因此，高血压为脑血管疾病的重要诱因。一项调查结果显示，高血压患者的脚踝处均不同程度发硬。

人体下半身血液循环是否畅通，对身体有着很大的影响，一旦肝经、肾经不畅，就会影响到心脑血管系统健康。在我们的脚踝处有6条经络，包含肝经、脾经、肾经、胆经、膀胱经、胃经，为下半身血液流通之重要关口。脚踝柔软、有弹性，回流心脏之静脉血液即可顺利通过；若脚踝衰老、僵硬，回心静脉血液就会淤滞于脚踝周围，加重心脏负担，久而久之诱发高血压。

对脚踝进行保健，让脚踝从僵硬转化成柔软灵活状态，能够改善气血运行、心脑血管和神经系统功能。女性朋友们没事的时候可以多做脚踝屈伸、旋转，或是用手按摩脚踝、脚趾，常做这个动作能够畅通血脉，养肝养肾，对高血压、脑中风后遗症均有辅助治疗之功，还可防治下肢血栓。

具体操作方法是：端坐，一只手握在脚踝上，另外一只手握到脚掌上，慢慢地转动；或是脚尖着地，脚踝为轴慢慢地匀速转动，每次转5～10分钟，每天早晚各做1次；可以坐到椅子或床上，一脚着地，另外一脚微伸直，配合呼吸活动脚踝和脚掌。也就是呼气的时候脚尖尽量向下压，吸气的时候脚尖尽量向上钩，呼吸速度不能太急，双脚分别做10次。也可采用推、拿、搓、揉等手法按摩脚踝，进而畅通气血。

🍀 什么时间锻炼最宜健康 🐝

很多人习惯于清晨起床后先锻炼身体，再回家吃早饭，尤其是老年人，睡眠较少，可能凌晨三四点钟就醒了，醒来睡不着就会想到去锻炼身体。岂不知这种做法存在着很大的安全隐患。

早晨，人的交感神经兴奋，运动后会进一步加剧交感神经兴奋，心跳加速，血压上升，机体就会发生一系列变化，特别是对于血压高的人而言，清晨睡醒前血压快速上升，清晨醒来之后开始日常活动的最初几个小时内（清晨6点到9点）血压达到或接近最高峰。此时的血压甚至比夜间高40~50mmHg以上，医学上称之为"血压晨峰"。若引起血压晨峰，冠状动脉张力增高，则易诱发心绞痛、猝死、卒中等心脑血管意外事件。

对高血压患者而言，清晨后的几个小时是千万不能忽视的。如果没有夜间喝水的习惯，由于呼出了大量水分，血液黏稠度较高，对有动脉粥样斑块的高血压患者来说，运动不当，斑块易破裂，导致心肌梗死、脑梗死、脑出血。研究表明，心肌梗死在上午9点的发生率比晚上9点高3倍；心源性猝死的发生高峰也在上午9点到12点；清晨中风的发生率约升高60%。老年人凌晨去世的占60%，心血管疾病突发占70%~80%。这种危险到了中午12点后会减小。因此，这些"惊心动魄"的数据还是再次提醒晨练者要慎重。

清晨空腹的时候血糖比较低，而运动也会消耗葡萄糖，易导致低血糖症状。按照人体的生物钟节律，人体功能通常能在傍晚达到高峰。所以，综合来说，傍晚的锻炼效果要比清晨好，不过要注意运动强度，否则强度过高会使交感神经过于兴奋，妨碍入睡。

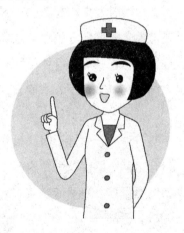

很多人习惯傍晚运动后立即冲个热水澡，其实这种做法也不科学，人在运动的过程中，血液会涌入肌肉。停止运动之后，仍然会坚持一段时间，如果运动过后立刻洗澡，又会增加血液向皮肤的流量。这样就会使所剩的血液无法供应心脏和大脑，因此会诱发心脑血管急症。所以，运动后最好休息30~45分钟，等到身上的热逐渐散尽之后再去洗澡，选择温水淋浴的时间要短，最好控制在5~10分钟。水温不宜过高，以36~39℃为宜。

老年人运动之前先了解自己的身体情况

人生在世，不如意事十之八九。此时，千万不要将郁气积于心中，而是要及时地将其排解出去。运动是较好的排解不良情绪的方法。运动时，人的四肢会更加舒展，经脉更加活络。运动能有效刺激大脑中内啡肽的分泌，增加身体快感。在身体舒畅的同时，郁结的情绪也会渐渐消散。

运动虽好，但是一定要量力而行，根据自身情况选择适当的运动方式、做适量的运动。很多人在得知运动锻炼有益身体健康时，就立即给自己报了健身班，有时间就去健身房，别人选择什么运动项目，自己就盲目"跟风"，到最后，身体不但没有变得更健康，反而得了腱鞘炎或冠心病突发等。

只顾着锻炼，却忽视了身体的潜在威胁，特别是高血压、心脏病、颈椎病、腰椎病等患者，锻炼的过程中更要格外注意。最好先到医院做详细的检查，确认身体没问题之后再锻炼，根据自己的身体状况选择适当的锻炼方案，千万不能盲目锻炼，以免错误的锻炼方法伤害身体。

很多老年人退休之后闲在家里，没什么事做，就想着多做做运动，锻炼身体，却忽视了自己已经患高血压或冠心病等十几年了，因为平时没什么明显的症状，所以也怎么不放在心上。突然有一天因为运动过激而突然倒地，事后非常害怕，担心运动再出什么差错，于是便很长时间不敢再运动。

运动本身的确有益于身心健康，但前提是要科学运动，运动之前要了解自己的身体状况。运动的过程中之所以会出现意外，主要是因为运动者不清楚自己的身体状况，也不知道什么样的运动强度才适合自己。比如，患高血压的老年人听人说转头可以缓解颈椎不适，于是便开始练习转头，从一侧转到另一侧，反复转动数分钟。正是这个转头动作使得血管腔突然闭塞，诱发急性脑出血，出现头晕眼花，突然晕倒在地。即使是身体健康的老年人，锻炼的时候也要多加注意，因为老年人的骨骼、肌肉、内脏随着年龄的增长逐渐老化，腿脚也变得不灵活了，不可能像年轻人那样可选择的运动方式那么多，也不能像年轻人的运动量那么大。老年人运动的时候应当注意以下几方面问题：

❈ 老年人宜选择"慢运动"

老年人运动是为了保持身体功能，不可过激，应适当做做慢运动。慢运动包括舒缓的有氧运动，如慢跑、体操等；适当做些有一定强度的家务，如扫地、做饭；适当做些有益身心健康的娱乐项目，如下棋、书画等。

老年人的身体素质不比年轻人，如果参加剧烈运动，很容易损伤身体；强度过大的运动会伤及老人的心肺；对抗性过强的运动，老年人的关节和肌肉很容易支撑不住。而"慢运动"相对来说好很多，对抗性小，不容易发生意外伤害，强度较低，适合老年人的身体状态。而且慢运动相对于强度较大的运动来说更容易坚持。通常情况下，剧烈运动之后，可能需要 1 个星期的时间恢复，慢运动却没有这样的担忧。慢运动有助于调节心理，能提高心理和社会适应能力。

不过也要提醒大家注意一点，虽然"慢运动"更适合老人，但并不能完全用"慢运动"来代替其他运动，还可以进行一些适当的力量训练，如哑铃操等，有助于提升老人的体力，增强身体素质。

❈ 老年人运动要注意安全

鉴于中老年人的体质差异，在运动之前，应注意根据自身情况，作出科学的判断。当出现感冒、疲劳、睡眠不足等症状时，应当控制锻炼强度，尽量选择轻微的运动方式。如果抵抗力较差，在冬天时应注意保暖，夏季时注意防暑。

❈ 高血压患者运动应循序渐进

患有高血压的老年人运动的时候，一定要注意不能过激，尽量选择有效的有氧运动，运动量应当根据自身耐受程度来定。先从走路、慢跑开始，运动的时间不能太长，至少许出汗即可。可以选择太极拳、老年舞等，这些运动能改善血液循环，扩张周围血管，增加身体的储钠排出，进而达到降压的目的。不过提醒大家注意一点，运动结束之后要缓慢结束，如果停得太快，血压会迅速降低，诱发抽筋。

✲高胆固醇者宜做有氧运动

大步快走为强度较高的有氧运动，快走时可以有效调动全身肌肉，促进全身血液循环，还可以增强心脏搏动力度，进而增加高密度胆固醇的数量，减少低密度胆固醇的数量。温和的有氧运动能让心肺输送足够的氧气到细胞中，将血液里面的脂肪转化成能量，进而改善血脂状况。

胆固醇过高者进行运动前应当先做健康检查，进而排除各种可能因运动而诱发的并发症。如果是高胆固醇同时伴随着心肌梗死急性期、不稳定型心绞痛、充血性心力衰竭、严重的心律不齐、高血压控制不当、糖尿病未控制，甲状腺功能严重亢进，以及肝、肾功能重度不良等症的患者，最好暂时停止运动，等病情稳定、好转之后再做适宜的运动。

心脑血管病患者在哪些情况下不宜锻炼

对心血管疾病患者而言，天气变化的时候应避免户外运动，感冒和发热后必须等待症状消失 2 天以上才可以进行运动，防止诱发心脏病。对冠心病患者来说，胸痛或胸闷症状频繁发作，且程度比之前重，出现“不稳定”状态的时候不宜运动，严重心律失常、心力衰竭等都不宜运动。如果运动过程中出现以下症状之一，要立即停止运动。

（1）心肌供血不足。运动的过程中，如果出现胸闷、胸痛、上腹部疼痛或“烧心”（胃灼热）、上臂或咽喉部疼痛、牙痛。

（2）心律紊乱。

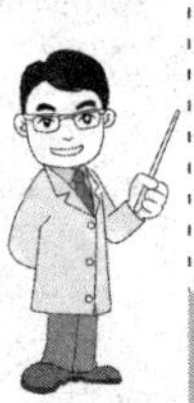

（3）心慌、心跳不规则、心动过速或过慢、脉搏测不到。

（4）脑供血不足。头晕、眼前发黑、头脑短暂空白。

（5）严重气短。

（6）身体的任何一部分突然疼痛或麻木。

所有锻炼都要以适度为原则，无论身体出现什么不适，都要及时终止锻炼。

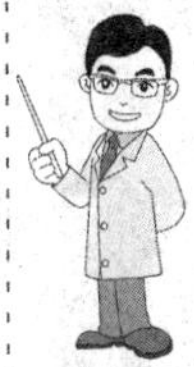

心脑血管患者运动过程中不适该如何处理

在运动的过程中，心脑血管疾病患者如果出现以下不适，要及时处理，以防发生不可弥补的意外。

✲心绞痛

运动的过程中如果出现心绞痛，要立即停止运动，坐下来好好休息，如果5～10分钟之后疼痛仍然得不到缓解，就要立即含化硝酸甘油或喷硝酸甘油气雾剂，如果心绞痛症状仍然没有得到减轻，要及时拨打120。

✲心律失常

有心脏疾病的患者，在运动的过程中要自测脉搏，如果发现脉搏不规律，要及时做心电图检查，判断是否存在心律失常及其性质。

✲脑供血不足

运动的过程中若出现头晕、头痛、冷汗和面色苍白的时候，要考虑是否发生脑供血不足，同时立即停止运动，平躺下来，同时抬高下肢。

✲运动过量

运动的过程中如果出现气短，连续休息24小时之后仍然觉得疲劳，就说明运动量有些大了，要降低运动强度、缩短运动时间，做好准备活动。除此之外，为了防止发生意外，心血管患者应避免单独进行锻炼，锻炼的过程中一定要有人陪伴。

一般来说，脑血管病急性期的患者要以卧床休息为主。脑血管患者不但要及时就医，还要注意就近看病，特别是出血性脑血管患者，过多搬动或路途颠簸会加重病情。脑血管患者如果恢复得顺利，大都需要卧床3个星期以上，这是因为血肿的吸收和水肿的消退大概需要3个星期以上的时间。1个月内，出血性血管患者卧床的时候通常可以取头稍高位，清醒的患者注意保持周围环境安静，光线稍暗即可。

即使要求卧床，有意识障碍或瘫痪的患者仍然要注意翻身和瘫痪肢体的功能活动，缺血性脑血管患者在刚发病前几天也要卧床休息，采取平卧位即可。若不是大面积脑梗死，没有头痛、眩晕、呕吐等症状，在血压平稳时可较早开始活动，这对瘫痪肢体的恢复有利。对有心脏并发症的患者，要在心律稳定、心功能较好的情况下再开始活动。

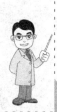

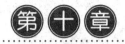

第十章

好心情是良药，笑一笑更健康

🍀 心病还需心药医 🐝

人的情志活动对生理活动有着非常重要的作用，现代研究表明，健康的心理活动有助于防治各种生理疾病，特别是心脑血管，更需要"心药"来医治，这里的"心药"就是指精神方面的调养。

很多人认为，年轻的时候可以用命换钱，上了年纪就可以用钱换命，然而事实并非如此，失去的金钱可以再赚来，但是失去的健康却是难以弥补的。有人认为，生命的价值就是生活质量，而生活质量就意味着物质上的极大满足和精神上的巨大享受。也正是由于受这种思想的影响，导致人们形成了很多不良的生活方式，进而诱发一系列的现代文明病，包括代谢综合征、心脑血管病，使得很多人过早丧失健康，生命安全也因此受到了威胁。

健康是幸福快乐的基础，如果没有健康，那么快乐和幸福就无从谈及。养生的目的不仅是拥有健康的身体，还包括心理、心情和心智等精神层面的内容，而这些都离不开心理养生。现代医学普遍认为，科学的心理养生不但可以让人保持良好的精神状态，还能防治各种疾病，促进、保障人的身心全面健康。

每个人的一生都可能遇到不如意的事情，可能因此而心理不平衡，只有在心理平衡的情况下，才更有助于实现生理平衡，人体的神经系统、内分泌系统、免疫系统、各个脏腑功能才可以发挥出最大潜能，进而防治各种疾病，维护身心的全面健康。从这个角度来说，心理平衡如同健康的脉门，只有抓住心理平衡，才能抓住养生的主动权。

现代医学研究发现，人类绝大多数疾病的发生都和不良情绪有着密切关系，如生气、愤怒、紧张、焦虑、恐惧、急躁、悲伤等。如果不能进行有效的调节，改善心理状态，及时排除不良情绪，就会对人的精神和身体产生进一步压抑，进而破坏心理平衡，影响生理平衡，最终诱发一系列的心理或生理疾病。

调查研究发现，现实中约有一半冠心病是由不良情绪引发的，特别是长时间严重悲伤、抑郁等不良情绪，很容易诱发冠心病。在各种不良情绪造成的精神压力下，人体会分泌更多的压力激素，给人体带来更多不利影响。比如分泌过多的肾上腺素，血压和心跳就会上升，同时刺激血管收缩或痉挛，进而导致冠状动脉更加狭窄，使血小板变得更加黏稠，血液里面的胆固醇水平随之提升；精神压力过大的时候，体内的一种可以让人情绪激奋的蛋白质含量会上升，导致冠状动脉血管壁增厚，诱发冠心病。

人老了之后，身体机能会大幅度下降，以往对身体的损害，此时也会逐渐显现出来，血压逐渐上升，血管逐渐硬化，经常出现头痛、头昏、耳鸣、失眠、记忆力减退等症状。尤其是对近期发生的事情常常会记不起来，甚至早晨说的话到了晚上就忘得一干二净，而且情绪不稳定，感情脆弱，精神抑郁，或痛哭流涕、或嘻笑激动。有些患有高血压及脑动脉硬化的老年人，虽然平时无任何症状，但一旦受刺激就会大发脾气，大怒之下往往发生中风，严重者甚至危及生命。所以，老人更不能经常发脾气，必须注意身心健康。

人有喜、怒、忧、思、悲、恐、惊七种情志，它的发生和变化都可能成为精神方面疾病的致病因素，不同的情志变化对人体内脏也会产生不同影响，甚至造成内脏气机升降失调，导致气血功能紊乱，而最易受伤害的内脏就是心、肝、脾三脏。

医学家指出，预防冠心病最有效的方法就是学习、实践心理养生，

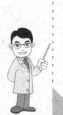

通过心理养生来排除各种不良情绪，能维持心理平衡，进而促进生理平衡，不但可以预防冠心病，还可预防其他疾病。

患病后，要有"既来之则安之"的心态，树立良好的与疾病作斗争的必胜观念，始终相信先进的医疗技术，相信科学的养生方法和自我修复功能，这不但是一个心理养生问题，更是养生方法的问题。解决好这些问题，才可以放下思想包袱全身心投入到治疗中，促进身体早日恢复健康。

笑口常开，疾病不生

中国有很多关于笑对人体健康大有益处的俗语，比如"笑一笑、十年少""笑口常开，青春常在"，国内外科学研究指出，长寿老人最大的特点：具有乐观主义，能正确地面对现实问题，对生活、人生充满希望，为人忠厚善良，知足常乐，和家庭、邻居关系和睦。

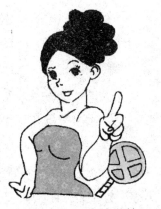

美国研究显示，发自内心的笑声能够改善人的情绪，减轻压力，增强免疫系统。其一，人在拼命大笑时，会释放出安多酚。医学研究已经表明，安多酚是一种有效的自我保护物质，也被称为人类兴奋和满足感的源泉，它不但可以减少痛苦感，而且可以带来飘飘欲仙的感觉。其二，大笑有一种"轻身"的效果，可以让身体振奋起来，消除紧张、担心和烦恼，这样你就会感到更加轻松。还有一种笑，叫"1分钟微笑"，这会让你产生一种适度的高昂的情绪。自发的笑是一种免费的、现成的、无热量的放松方式，可以使人的情绪愉快并产生积极的心理效果。

笑，是人类良好心境和美好情感的外在表现。笑对人们的身心健康是十分有益处的，这一点勿庸置疑。然而，凡事都有两面性，笑也不能例外。笑为健康之宝。早在 2000 多年前，《黄帝内经》就指出："喜则气和志达，荣卫通利。"说明精神乐观可使气血和畅，则生机旺盛，从而有益于身心健康。所以，民间有很多谚语对"笑一笑，十年少，愁一愁，白了头""生气催人老，笑笑变年少"，"笑口常开，青春常在"等。可见，情绪乐观，笑颜常驻，笑口常开，是人体健康长寿不可缺少的条件。

笑是人体的生理需要。现代生理学研究证明，笑是一种独特的运动方式，对机体来说是最好的体操。笑实际上就是呼吸器官、胸腔、腹部、内脏、肌肉等器官作适当的协调运动。笑对呼吸系统有良好作用，它能使肺扩张，在笑声中不自觉地进行深呼吸，清理呼吸道，使呼吸通畅；笑能增强消化液的分泌和加强消化器官的活力；笑能消除神经和精神上的紧张，调节人的心理活动，消愁解烦，振奋精神，扬起生活的风帆；笑能调节植物神经系统和心血管系统的功能，促进血液循环；笑能使面部颜色由于血液循环加速而变得红润；笑能增强肌体活动能力和对疾病的抵抗能力，起到某些药物所不能起到的作用；愉快的心情可影响内分泌的变化，使肾上腺分泌增加，使血糖增高，碳水化台物代谢加速，新陈代谢旺盛，因此能促进身体健康。

清朝的一位巡府大人患了抑郁症，四处求医，久治无效，非常苦恼。后来听说扬州有位名医赵海仙可以治百病，他专门赶过去了，求赵老先生医治。老先生按脉良久，才慢吞吞地说："依老朽之见，大人之疾乃月经不调也！"巡府大人听完之后哈哈大笑，连说："庸医！庸医！"之后便拂袖而去。从那之后，每逢和人谈到这件事的时候，巡府大人都会哈哈大笑。可却没想到，就在这一次次的开怀大笑中，没半年的时间，他的病竟然痊愈了。这位巡府大人这才醒悟过来，于是翘着大拇指连声称赞："名医！名医！"重新回扬州去拜谢那位老中医，于是寻问他这是什么道理。老中医笑着说："大人这是心病，治这种病仅靠药物是不行的。"

笑，虽然可祛病健身，但必须适度。《岳飞全传》七十九回，描述了"二虎骑龙背，笑煞老牛皋，气死金兀术"的故事，说得是牛皋抓住金兀术以后，骑在他身上，由于过度兴奋，哈哈大笑而死，这叫做"笑死人"。在我们的现实生活中，这种乐极生悲的事也时有发生。有的多年夙愿一朝得以实现，兴奋无比，实然倒地而亡；有的因为自己的需要得到最大程度的满足，或有什么意外收获，笑得前仰后合，而突然昏厥；甚至有的打麻将意外地胡了一个"清一色"，仰面哈哈一笑归黄泉，这就是《黄帝内经》中所述"大喜伤心"的道理。因此，笑虽然不能称斤论两，但既然把笑比作治病的良药，就有个量大量小之分。适量有益，过量有害，而且往往会带来乐极生悲的苦果。

🍀 情绪低落易生病，舒缓音乐更舒心 🐝

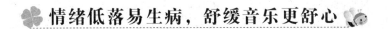

音乐与情绪是有一定关系的，研究证明，音乐可以影响到我们的情绪。音乐的诞生与情绪有着密切联系，音乐家们的内心情绪是通过音符和旋律进行宣泄，来完成创作的过程，而我们总是通过旋律调动起某种情绪，来完成欣赏的过程。可见，音乐与情绪是密不可分的。

❋ 音乐治疗抑郁症能提高注意力、记忆力、集中力

对于抑郁症患者而言，注意力集中是一件非常困难的事，倾听音乐可以有效集中注意力，增强记忆力。将注意力转移到音乐上，这样低落的情绪自然能得到缓解。

❋ 自我实现，完善个人性格

通过音乐疗法的诱导能展现自己的个性魅力。有个性魅力者在事业上实现自我的机会较多，性格更为开朗。还可以让人充分发掘出自己的潜能，唤起自信心，获得事业成功。

❋ 促进感情的升华

受音乐疗法感染，人的情绪才能得到积极转变，使人格魅力得到更

好的体现，产生良好的人际关系，稳固夫妻间的感情，让男女朋友的恋爱更为甜蜜。

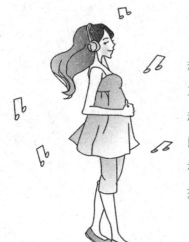

❋ 缓解抑郁紧张，安定情绪

对于精神抑郁症的人来说，情绪上的稳定最为重要。抑郁症患者经常会有各种不正常表现，他们在生活中往往会受到各种阻碍，受到交际圈排斥。音乐疗法得当即可缓解患者的各种不良情绪，提升精神，开发潜能，有时还能辅助减肥、戒烟。

❋ 舒缓情志，放松全身

很多人都有这样的情绪体验：当听到雄壮激昂的进行曲时，受到激励和鼓舞，往往因之而热情奔放，斗志昂扬。而当听到雄浑悲壮的哀乐时，悲哀、怀念之情就会涌上心头。有的心理学家认为，贝多芬的音乐使愁苦人快乐，胆怯者勇敢，轻浮者庄重。而另一位长期从事音乐治疗学研究者，他在谈到对莫扎特音乐的感受时说："听他的音乐，我似乎能看到一件非常精美的工艺品。听的时候，我根本不需要思考什么，他就是让你感到放松、舒服、愉悦。这是一种享受，它能舒缓你的情绪，让你健康快乐。"

❋ 治疗某些疾病

那么，音乐究竟是怎样治病的？在国外，音乐治疗最早针对的是精神病患者，后来更多地用在智力障碍和孤独症孩子身上，之后很快扩展到老年病，特别是老年痴呆症这个领域。它涉猎的面很广，但目的就是促进和恢复人的生理健康和心理健康。而现在，音乐已成为一种具体医疗手段在临床中应用。实践证明，音乐对某些疾病确有疗效。

高血压患者听小提琴协奏曲，可使血压下降。高血压患者在听了一首小提琴协奏曲后，血压可下降 $10 \sim 20$ mmHg；临产的产妇听轻松静谧的音乐，有助于消除紧张焦虑的情绪，让分娩过程更顺利；牙病患者在拔牙时候，会因为焦虑、害怕等情绪让疼痛感加剧，导致医生无法顺利完成拔牙。如果用音乐能代替药物麻醉，就能成功地进行拔牙手术；让养老院里的老年人聆听优美的音乐，还可以延迟大脑的衰老。

❋ 镇痛安定

可见，音乐对人体能够产生镇静、镇痛、降压、安定、调整情绪等不同效能。有人曾经多次进行音乐对人体镇痛作用的实验研究。研究表明，音乐能够显著地提高人体痛阈，证明音乐确有镇痛作用。音乐对人的情绪能发生影响是音乐疗法治疗的重要依据之一。人的情绪与大脑皮层、丘脑下部、边缘系统有着密切联系。而边缘系统对调整人体内脏生理功能有着重要作用。

因此，能引起人愉快与舒适情绪的音乐，能够改善与调整人的大脑皮层与边缘系统的生理功能，从而调整了人体内部器官的生理功能，使音乐具有治疗作用。在进行音乐治疗时，要注意根据患者的病情来选择乐曲，重视节奏、曲调、旋律等的配合。据研究，节奏鲜明与旋律优美的二类乐曲对心理状态与躯体反应不尽相同。节奏感强的乐曲对情绪忧郁、活动较少的患者适宜；旋律优美的乐曲，对情绪焦虑、活动过多的患者适宜。

在进行音乐治疗时，还要注意考虑到患者的个性心理特点与音乐爱好程度等。因为这些因素对疗效有一定的影响。只有根据患者的病情特点与患者音乐爱好的特点，精心选择适当的音乐，才能收到较好的效果。

🍀 清心寡欲，预防高血脂 🐝

《素问·上古天真论》说："夫上古圣人之教下，皆谓之虚邪贼风，避之有时，恬淡虚无，真气从之，精神内守，病安从来。是以志闲而少欲，心安而不惧，形劳而不倦，气从以顺，各从其欲，皆得所愿……是以嗜欲不能劳其目，淫邪不能惑其心，愚智贤不肖，不惧于物，故合于道。所以能年皆度百岁，而动作不衰者，以其德全不危也。"可见，清心寡欲、顺应自然有助于健康、长寿。

此外，清心寡欲的态度还有助于预防高血脂症，而且从某方面来讲，这种心态是防治高脂血症的基础。生理学研究显示，人在心理清净、平和的状态下，大脑可以回到儿童时代的脑电波状态，也就意味着衰老的生化指标得到了"逆转"。想做到清心寡欲，对于一直奔波劳碌的现代人而言是很难做到的。那么，想要做到清心寡欲要从哪几方面入手呢？

❋ 清除私心、欲望

现代社会，人的生活水平虽然大有提升，但与此同时欲望也会逐渐增加。一个人如果私心杂念太重，过分追求名利和物质生活，欲望就会越来越大。一旦得不到满足，就会产生忧郁、失望、悲伤、苦闷等不良情绪，内心则无法保持平和的状态。

❋ 了解私欲过度对人体的危害

每个人都有自私的心理，这很正常，但只要不过度，就不会对身体有太大的危害。私欲和他人之间的利益寻求平衡，千万不能急功近利，卷入到物欲的诱惑之中。应当正确看待个人利害得失，不要过分在意自己失去了什么、得到了什么，保持平和的心态，只有这样，才能理智看待得失。

❋ 懂得收敛心思

养心其实就是保养心神，收敛心思就指专心致志、不受杂念或烦恼的干扰。研究显示，清净养神是一种保持神经系统不受外界因素干扰的自我调节方式，可以让人体的生理功能处在良好的状态，对于高脂血症的治疗大有益处。

🍀 调好心态，血脂不高 🐝

中国有句古话叫"病由心生"，也就是说，人的情绪会对活动产生影响，也会影响到器官功能，长期存在不良心理是很容易生病的。

精神长期处在紧张的状态容易导致心血管功能异常，进而影响到身体健康。如果遇到令人激动的事情，情绪突然大幅度搏动，自助神经系统中的交感神经会变得非常兴奋，刺激肾上腺释放肾上腺素，心脏会加速跳动，血液随之上升，很容易导致血管破裂，最终诱发脑出血等危急重症。如果冠心病患者突然激动，则易诱发心肌梗死。

平和的心态是最有益身体健康的，但是生活在这个浮躁的社会中，怎么做才可以修身养性，拥有淡然平和的心态呢？

❀ 养养花草来养心

有人说："养花可以养性，养性即养身，养身则养心，正则不乱，不乱则不狂，不狂则不贪，不贪则不惑。"在阳台栽培几盆花草，芳香四溢，让人心旷神怡。花儿的娇媚柔美离不开辛勤的栽培，特别是在为花草锄草、灭虫、浇水时，不仅要消耗一定的体力和能量，而且能够和花草进行"心灵交流"。在炎热的夏季，将花抬到树阴下，当暴雨来临时，将花置于房内，当寒冬降临时，为花做好保暖工作，与它们进行无声的交流，让人的心境更平静。

❀ 读书看报养心性

空闲的时候多读书看报、看电视节目，能丰富知识，了解社会动态，获取大量知识，不至于让自己太落伍，同时可怡情养性。在读书看报的过程中，如果发现有趣的内容，可以将其剪下来分类收藏，在剪报过程中活动全身和四肢，无形中进行了运动锻炼，真正实现静则养心、动则养身的目的。

❀ 练书法养足精气

练习书法的过程中，每个步骤都会给人带来不同的感受，具体体现在以下几点：洗笔调墨四体松，在做洗笔、调墨的动作时，全身放松，以疏通气血经络；预想字形神思凝，在写字前要集中精神，将意识调节到最佳状态，以便进入形象思维，此时会顿觉心旷神怡、气力强健；神

第十章

273

好心情是良药，笑一笑更健康

气贯注全息动，在写字过程中，人的神、气专注于运笔，因而能调动全身气血；赏心悦目乐无穷，看着经过自己辛勤创作出来的作品，能有巨大的满足感，使心绪舒畅，自然身体健康。

❋ 绘画延年益寿

从古至今，凡是经常习书绘画的人，往往都比较长寿，这是为什么呢？绘画对生理和心理都有很大的益处，能让两者和谐统一，从而使人健康长寿，这就是绘画活动的独特功能。绘画能提高审美情趣、陶冶情操。绘画本身是一种对美的表达，而且能够发现美，然后融入新的创作中。在静心绘画时，大脑皮层相对稳定，能量消耗降低，而且心情平静，是非常好的养生境界。

❋ "清净"减少慢性病

虽然运动对人体健康大有益处，但适当的修养还是非常必要的，有助于劳损的身体及时恢复。清净养神可以让人体得到休息，减少能量消耗，平稳血压和心动，进而达到放松全身的目的，对健康大有益处。清净主要指心态上的宁静，如淡泊名利、豁然大度、乐知天命等，这些都是保持清净的积极态度。很多中老年人感觉到自己年事已高、行动不便，便开始悲观厌世，易患抑郁症，影响晚年的生活质量。其实，面对自己的人生，应做到"想过去，不后悔；看现在，不攀比；望将来，不忧虑"，只有这样，才可保持愉悦、平静的心态。

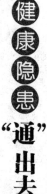

🍀 高血压患者应避免情绪紧张 🐝

高血压是一种常见慢性病，它与高血脂、高血糖一起被称为"三高"。高血压最常见的表现是头晕和头痛，大部分患者表现为持续性沉闷不适感，经药物治疗后可明显改善，但是经常头晕、头痛会妨碍人们的思考能力，造成注意力不集中，工作效率下降等，尤其是短期的记忆力下降。患者可能因为紧张、劳累、情绪变化等因素而出现暂时性强烈

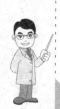

痉挛，血压也会急剧上升，严重者甚至会出现心绞痛、肺水肿、肾功能衰竭等恶性症状。

在近几十年来，人们一直在努力研究高血压的病因，对于遗传因素、体重因素、营养因素、生活习惯等有了长足的进步，但是在精神因素对高血压的影响方面，取得的成果很少。医生或许会对患者说"平时不要生气"，但是他很难解释清楚，生气到底对高血压有什么影响？

其实，高血压患者不仅不能生气，还要尽量避免其他因素导致的情绪紧张。调查发现，那些在工作中长期处于紧张状态下的人，比普通人更容易患高血压，例如司机和售票员这两个行业的从业人员患高血压的几率大概为11%，而接线员、会计、统计人员的高血压发病率大概为10%。这几个行业的从业人员每天要接触大量的人员或数字，精神长期处于紧绷状态，而且他们在工作中大多付出脑力劳动，很少参与体力劳动，有时甚至一整天保持坐姿。这说明高血压病容易在注意力高度集中、精神长期紧张，且又缺少体力的人群中发生。

在生活中，我们常常可以见到一些容易情绪激动的人，当他们认为自己受到了侵犯时，常常义愤填膺，怒发冲冠，脸上出现很明显的红色、白色或青色，然而在这些表象之下，被他们忽略的血压也随之增高了。过于激动的情绪，会使体内的代谢失调，导致生理功能紊乱，严重的甚至会突然昏倒、引发中风等。人在情绪激动时，大脑皮质和丘脑下部兴奋性增高，人体常常会分泌出一些特殊物质，例如肾上腺素、儿茶酚胺、血管紧张素等，正是这些物质使得血管痉挛，进而导致血压升高。

从目前的数据来看，高血压患者大多集中在40岁以上的人群中，大约占90%，而40岁以下的高血压患者大约只占10%，这一方面是因为机体功能的下降，另一方面也和人们的心理健康有关。小孩子总是更容易感到开心和愉悦，他们的生活压力很小，也不需要提前进入社会，艰难地讨生活。成人则不同，成人到了30～40岁左右，历经了社会的种种磨难，掌握了一定的技能，上有老下有小，一家人的生计都落在身上，精神压力很大，所以常常处于精神紧张的状态中，更容易患高血压。

为了避免情绪引起高血压应注意以下几点问题：保持平和的心态，避免情绪波动过大，和家人、朋友、同事等保持良好的关系；平时多参加社会或集体活动，避免孤独感，增强自我价值感，可以让人变得心胸宽广；做些自己喜欢的事情，不要钻牛角尖；融入到社会和集体之中，帮助更多的人，让自己更加快乐和满足；少吃咸食、肥肉，戒烟限酒；保持充分的休息；定期检查身体，合理用药，积极治疗高血压和动脉硬化症。

生气容易引起心律不齐

很多人在生气、发怒的时候喜欢说"气死我了"，不要觉得这种说法有多夸张，被"气死"的例子从古代就有。在《说岳全传》中，有一个"笑死老牛皋，气死金兀术"的故事。南宋时期，金兀术是北方金国的四太子，一心想要吞灭宋国，可是遇到了克星——岳飞，金兀术在战场上无法与岳飞匹敌，就贿赂秦桧，用"莫须有"的罪名害死了岳飞。但是抛开国家利益之争不说，金兀术也对岳飞的才能和气节敬佩不已。岳飞手下有名大将，也就是故事的另一个主角牛皋，他比岳飞年长，二人感情深厚，因此牛皋一直想要为岳飞报仇雪恨。孝宗即位后，金军再次犯境，孝宗积极主持北伐事宜，并且命令岳飞的后人岳雷等人率军抵抗。金军大败，牛皋活捉了金兀术，他骑在金兀术的背上，哈哈大笑。金兀术又羞又愤，却又无法挣脱，竟然活活气死了，而牛皋则是开心过度，大笑之后竟然也死了。

故事中的牛皋和兀术都是因为情绪过于激动而去世的，这可能和心律不齐有关。研究表明，生气所引发心律不齐的心电图比一般心律不齐

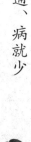

心电图来得更加混乱，也更加不稳定，因此是最致命的。

　　研究不良情绪对健康的影响时，不仅要看情绪激动的程度，还要看它持续的时间长短，以及人们的心理承受能力。生气和消气是人类情绪正常的代谢，每个人都是通过不断地生气和不断地消气来维持心理平衡的。有涵养的人有时也会生气，而且怒火冲天，但是事情过后，他们很快便会冷静下来，将怒气尽快消散出去，从而避免对身体造成更大的伤害。虽然这些人也像常人一样生气，甚至是经常生气，但是他们仍然能够保持身体健壮，其中不乏高寿之人，而一些很少发怒的人，却可能整日疾病缠身。这两种人的区别，就在于前者会消气，而后者不会消气。

　　人们总是说"怒火难消"，怒气就像火苗，早一秒钟消灭，就能早一秒安全。如果听任怒气上扬，就有如放任火灾蔓延，等到发展成山林大火时，再想扑灭就难上加难了。如果不会消气，气不能及时地发散出去或消散得过慢，将气憋在心里生闷气，对健康势必造成损害。有鉴于此，心理学家首先告诫人们少生气，同时劝导大家要学会消气，要学会掌握这种自我心理调节的本领。

　　有人说，生气不应超过 3 分钟，这种说法是很有道理的，首先它给了人们 3 分钟的缓冲时间，因为人毕竟是有情绪的，很少有人能够在瞬间让怒气全消。但是生气的时间也不宜太长，普通人经过训练之后，在水里的憋气时间可以达到 3 ~ 4 分钟，所以气息的混乱时间不宜超过 3 分钟。

🍀 有事不要闷在心里 🐝

　　不良情绪是一种精神垃圾，如果不及时清理，长期积攒的垃圾就会损害人的心理健康，甚至损害人的生理健康。因此，排除不良情绪的影响，做好心理和精神卫生，在排解负面不良情绪的过程中是非常重要的环节。

医家认为，女性的平均寿命比男性长 5 ~ 6 年的原因有很多，比如，女性的雌激素有保护血管壁的作用，女性很少吸烟、喝酒，工作竞争相对较小，所以女性患心脏病、皮肤癌、胃癌、肝癌、直肠癌等疾病的几率比男性小。此外，女性爱哭、爱闹，比男性更善于排解不良情绪。很多女性朋友遇到不开心的事大哭一场或者大吃一顿，过后心情也放松了。

很多退休老人退休之后心情低落，觉得自己没什么用了，经常郁郁寡欢，躲在家里不愿意出门。原本工作的时候身体状况还不错，但是退休之后高血压、高血脂都找上门来，甚至患上了冠心病。可见不良情绪对于身体健康的影响有多大，平时一定要注意排除不良情绪。

当你感觉悲伤或伤心时，不妨将自己关在房间里大哭一场。研究表明，悲伤的泪水有助于排泄不良情绪和体内的有害物质；当心情郁闷或愤怒的时候，不妨到空旷的地方去散散步，或是高歌一曲，或是大吼几声，将胸口的郁气和怒气排泄出去。平时可以参加一些运动或其他事情转移自己的注意力，忘记不良情绪引发的源头。实践表明，这些都是宣泄、排除不良情绪的好方法。

心理学家认为，将美好的心情告诉给别人，自己的快乐就会更多一点；将忧愁的事情告诉别人，自己的痛苦就会减少一半。任何人的心理承受能力都是有限的，可以将内心的不愉快告诉给自己的亲人和朋友，向他们敞开心扉，将内心中的烦恼说出来，内心就会平静很多。

很多时候常常是"当局者迷，旁观者清"，如果你正在钻牛角尖，不妨将心里的事诉与自己身边的人听，让他们帮助自己分析，以解开心结。如果发现一个人长时间感到无助、悲伤、忧郁，而且这种状态有不断加重的趋势，经常处在精神崩溃的边缘，有明显的情绪障碍和异常心理，就要提高警惕，及时到医院就医。如果心理医生确诊为精神疾病患者，应当及时去心理咨询处进行专业疏导，以尽快排除不良情绪的影响，早日恢复心理健康。

充满正能量，心理平衡不生病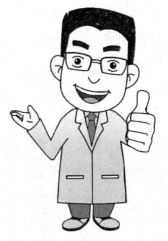

内心之中充满正能量是心理养生的关键。有专家认为，所有其他养生保健的作用加在一起都比不上心理养生的作用大。科学的心理养生不但能让人保持良好的精神状态，还能在防治各种疾病的过程中发挥重要作用，有助于促进、保障人的身心全面健康。

我们都知道，阴阳平衡对于人体健康而言至关重要，同样，心理平衡也关系着人的生命健康。世界卫生组织提出来的健康四大基石：合理膳食、适量运动、戒烟限酒、心理平衡。可见心理平衡对于健康而言的重要性。

心理平衡指的是通过一些恰当的方法调节对事物的看法以及对个人得失的认识。可见，心理平衡不仅是一种良好的精神状态，也是正常的心理调节过程。

每个人的生命过程中都会有很多不如意，而这些不如意都可能导致心理不平衡，可世界上哪有那么多公平？上天在给你一些东西的同时肯定会收走一些东西。只要能对得起自己的良心就可以了，不用太过较真。

在心理平衡的状态下，有助于实现生理平衡，只有进一步实现心理和生理的共同平衡，人的神经系统、内分泌系统、免疫系统、各脏器功能才可以发挥最大潜能，进而有效防治各种疾病，维护身心全面健康。从这个意义来说，心理平衡就是健康的前提，抓住了心理平衡就相当于掌握了养生主动权。

现代研究表明，人类中绝大多数疾病的发生都和不良情绪有密切关系。不良情绪是一种特殊的心理活动，包括生气、愤怒、紧张、焦虑、恐惧、急躁、忧郁、悲伤等，如果不能进行有效调节，改善心理活动，及时排除不良情绪，就会对精神乃至身体产生压抑作用，进而破坏心理平衡，影响生理平衡，最终诱发各种疾病。

现实生活中约有一半的冠心病是不良情绪引发的，特别是长时间的眼中悲伤、抑郁等不良情绪，最易诱发冠心病。现代医学研究表明，各种不良情绪造成的精神压力会让人体分泌更多压力荷尔蒙，对身体产生很多不利影响。比如，肾上腺素分泌过多，会使血压和心跳急剧上升，同时刺激血管收缩和痉挛，导致冠状动脉更为狭窄，使血小板增多，血液更加黏稠，血液中的胆固醇水平大大提升；精神压力过大的时候，人体会产生一种可以让人情绪激奋的蛋白质，导致冠状动脉血管壁增厚，最终诱发冠心病。

国外对数百位癌症患者进行治疗的过程中发现，及时患者心理状态和疾病治疗的结果有高度相关性，确诊癌症之后，凡有精神崩溃的患者，其情绪都会迅速恶化。凡是头脑冷静，认真对待，积极配合医生治疗的患者，其病情都会相对稳定，而且有很多人甚至可以痊愈。由此可见，从某种意义上说，癌症患者的心理状态决定着气治疗的最终结果。

治疗癌症的过程中，心理状态之所以有这么大的影响，是因为心理状态不好就相当于缺乏精神支柱，思想防线就会垮掉，整个身体机能就会受到全面压抑，此时即使用再好的药都无法发挥应有的作用，也很难获得治疗疾病的预期效果。

反之，如果人具有强大的精神支柱和兼顾的思想防线，就能为充分发挥整个身体机能的最大潜能奠定可靠的基础，即使是再严重的疾病，都可能抗得了，之后配合药物治疗和养生方法，最终即可获得良效。因此，治疗各种疾病都有一种共同的药——好心态。拥有坚定的信念、积极的生活态度、饱满乐观的情绪、对疾病治疗正确的认识，对于疾病的痊愈都是大有益处的。

心脑血管疾病和各种代谢疾病都属于慢性病，其形成的过程是个长期而漫长的过程，所以治疗的过程也是非常困难和复杂的，除了依靠药物、手术等治疗外，依靠自己实施心理调养也是非常重要的环节。

对待疾病，应当有"既来之，则安之"的心态，树立起和疾病作长期斗争的坚定信念，始终相信先进的医疗技术和科学的养生方法，相信自我修复功能，放下思想包袱，自然有助于治疗心脑血管疾病和各种代谢疾病。

好心情是良药，笑一笑更健康